WETTER UND JAHRESZEIT

ALS

KRANKHEITSFAKTOREN

GRUNDRISS EINER METEOROPATHOLOGIE DES MENSCHEN

VON

PRIVATDOZENT DR. B. DE RUDDER

OBERARZT DER UNIV.-KINDERKLINIK UND -POLIKLINIK MÜNCHEN

MIT 57 ABBILDUNGEN

BERLIN

VERLAG VON JULIUS SPRINGER

1931

ISBN-13: 978-3-642-98282-8   e-ISBN-13: 978-3-642-99093-9
DOI: 10.1007/978-3-642-99093-9

Vorwort.

Die vorliegende Darstellung ist als erweiterte Bearbeitung mehrerer
Veröffentlichungen des Verfassers entstanden, da sich ein zunehmend
grösseres Interesse für die hier behandelten Fragen zeigte. Die Beschränkung auf atmosphärische „Vorgänge" erfolgte absichtlich, da
eine zusammenfassende Darstellung solcher Einflüsse auf Krankheitsgeschehen bisher nicht vorlag. Dagegen existieren über den Einfluss
atmosphärischer „Zustände", nämlich über Klimawirkungen bereits
umfangreiche Bearbeitungen, denen Verfasser nichts hinzuzufügen
gehabt hätte. Des weiteren wurde von einer breiteren Darstellung
psychischer Wirkungen von Wetter und Jahreszeit abgesehen, da
gerade über diesen Gegenstand monographische Bearbeitungen (z. B.
von HELLPACH) vorliegen.

In der Darstellung kam es Verfasser vor allem darauf an zu zeigen,
was wir heute über das Problem *wissen*, was gesichert ist und wo
Forschungswege sich eröffnen; wenn der Leser an vielen Stellen Lücken
in unserem Wissen aufgezeigt findet, so liegt das an der Unvollständig-
keit unserer Kenntnisse; jedenfalls wurde nirgends der Versuch gemacht,
solche Lücken durch Theorienbildung einfach zu überbrücken. Weiterhin sollte die Darstellung zwischen dem Mediziner und dem Meteorologen
in gewisser Hinsicht vermitteln, nachdem in diesen Fragen beide
Forschungswege zusammenarbeiten müssen.

Aus naheliegenden Gründen musste Verfasser sich im wesentlichen
auf die Verhältnisse in der nördlich gemäßigten Zone beschränken.
Für Krankheiten tropischer und subtropischer Gebiete, die an sich
viel Interessantes zu dem Thema beizutragen hätten, fühlte sich Verfasser nicht kompetent genug; vielleicht regt aber vorliegende Schrift,
die letzten Endes ja auch einen bescheidenen Beitrag zur Geomedizin
darstellt, zu einer solchen Bearbeitung an.

Würzburg-München, im August 1931.

B. DE RUDDER.

Inhaltsverzeichnis.

Einleitung.

Umweltfaktoren wirken in entscheidender Weise auf die belebte Natur; die idiotypisch gegebenen Reaktionsmöglichkeiten eines Organismus werden durch Umwelt zum Phänotypus geprägt. Als ein nicht unwesentlicher Teil dieser Umwelt fungiert die Atmosphäre, all das, was wir als Klima, Jahreszeit und Wetter zu bezeichnen gewohnt sind. Ihr mannigfacher Einfluss auf Gesundheit und Krankheit des Menschen ist sicher, wenn die Wissenschaft diesen Einfluss auch zu verschiedenen Zeiten sehr verschieden bewertet hat. Ein solcher Einfluss ist um so sicherer, als sich der Mensch gerade meteorischen Umweltfaktoren vielfach nicht nennenswert entziehen und sie nicht grundlegend umwandeln kann.

Die Untersuchung und Beobachtung von Vorgängen und Zuständen in der Atmosphäre ist Aufgabe der Meteorologie. Für eine Lehre von den Einflüssen dieser Zustände und Vorgänge auf Krankheitsgeschehen hat Verfasser in einer früheren Arbeit daher die Bezeichnung „*Meteoropathologie*" vorgeschlagen. Soweit sich diese mit der Einwirkung der *meteorischen Zustände* auf die Organismenwelt befasst, wird sie **zur** *Klimatologie*, denn unter Klima verstehen wir ganz allgemein das Bleibende im Wechsel atmosphärischer Vorgänge, das statische, das sich aus der Menge atmosphärischer Einflüsse auf einen bestimmten Ort der Erdoberfläche als „Mittelwert" ergibt. Der Klimatologie als einer meteoropathologischen Statik steht eine Vielzahl von Vorgängen gegenüber, welche durch den ihr innewohnenden Faktor der Zeit sich als *dynamisch* kennzeichnen und *von dieser meteoropathologischen Dynamik bzw. ihrer Äusserung am Menschen soll im Nachstehenden ausschliesslich die Rede sein.*

Diese Vorgänge werden in der Regel als *Wetter und Jahreszeit* bezeichnet. Als erst in Anfängen bekannt würden sich Rhythmen längerer Perioden, die man gewöhnlich als Klimaperioden benennt, hier anfügen.

I. Deduktive und induktive Meteoropathologie.

In dem ganzen Fragenkomplex der Einwirkung meteorischer Vorgänge auf den Menschen scheint vor allem eine begriffliche Klärung sehr notwendig. In diesem Sinne seien einige *allgemeine Erörterungen* vorausgeschickt.

Für die zu studierenden Einflüsse ist zunächst grundsätzlich zu trennen zwischen

1. *unmittelbaren Beeinflussungen*, d. h. direkt auf den Menschen erfolgenden Einwirkungen,

2. *mittelbaren meteorischen Einwirkungen*, d. h. solchen, die sich entweder auf menschliche Lebensverhältnisse und -gewohnheiten oder auf andere Organismen erstrecken, wobei diese letzteren dann erst Krankheitsvorgänge am Menschen verursachen.

Für diese mittelbaren, hier erst in zweiter Linie interessierenden Einwirkungen, welche unter Umständen einen meteorischen Einfluss auf den Menschen vortäuschen können, und wovon später verschiedentlich zu sprechen sein wird, lassen sich zahlreiche Beispiele anführen.

Zunächst wird für die unmittelbaren Einflüsse meteorischer Vorgänge auf den Menschen ganz allgemein die Frage interessieren, *wie wir zu Erkenntnissen dieser „meteoropathischen" Beziehungen kommen*, welche methodischen Schwierigkeiten sich der Untersuchung in den Weg stellen und welcher Wahrheitsgehalt so gewonnenen Feststellungen zukommt, bzw. von ihnen zu erwarten ist.

Ganz allgemein handelt es sich darum, die *Abhängigkeiten eines* komplizierten *Systems*, eines lebenden Organismus (Mensch) *von einem zweiten* komplizierten *System*, dem atmosphärischen Geschehen zu studieren, oder mit anderen Worten Korrelationen zwischen Vorgängen in zwei verschiedenen Systemen zu ermitteln.

Solches kann theoretisch auf induktivem Wege sowohl wie auf deduktivem geschehen, es kann eine gesetzmäßige Abhängigkeit entweder analytisch oder synthetisch ermittelt werden.

In jedem Falle ist es aber für ein feineres Verständnis der Vorgänge zweckmäßig, die in Korrelation gesetzten beiden Systeme in einzelne Glieder zu zerlegen.

Die Meteorologie als eine messende Wissenschaft vom atmosphärischen Geschehen hat seit langem versucht, dies letztere durch eine zunehmend größere Zahl „meteorologischer Elemente" möglichst vollständig zu erfassen und zu beschreiben. So wurde etwa laufend gemessen Luftdruck und Temperaturgang, Feuchtigkeitsgehalt und Sättigungsdefizit der Luft, Windstärke und Windrichtung, Niederschlagsmengen, Himmelsbedeckung und Sonnenscheindauer, Typen der Bewölkung u. a. In neuerer Zeit kommen mehr und mehr weitere Messungen dazu — um nur einige zu nennen: die Sonneneinstrahlungsintensität, Strahlenabsorption und Trübungsfaktor der Atmosphäre, Gehalt an „Kernen" für Kondensationsvorgänge, Luftionisierung usw.

Ganz analog kann das System „*lebender Organismus*" als *Summe* einzelner messbarer Lebensvorgänge, sozusagen als Summe „*biologischer*" Elemente bzw. „Elementarvorgänge" aufgefasst werden.

Mit dieser Aufteilung in zahlreiche den Gesamtvorgang zusammensetzende Elementarvorgänge sind *insgesamt vier Methoden zur Bearbeitung des Problems „Atmosphäre und Krankheit" prinzipiell möglich.*

1. Man kann fragen nach der *Korrelation eines bestimmten Lebensvorgangs* (Elementarvorgangs) *mit Grösse und Änderung eines bestimmten meteorologischen Elementes.* Man kann also untersuchen: wie verhält sich eine bestimmte Funktion des lebenden Körpers gegenüber Änderungen eines meteorologischen Elementes.

Beispiele: Hautdurchblutung bei verschiedenen Aussentemperaturen, Feuchtigkeitsabgabe des Körpers bei verschiedener Luftfeuchtigkeit.

2. Man kann fragen nach der *Korrelation eines bestimmten Lebensvorgangs mit einem* gewissen meteorologischen *Zustand oder Ereignis* oder bestimmten Änderungen dieses Zustandes — dieser Zustand oder dieses Ereignis *als eine Ganzheit* betrachtet, die durch die Elemente nur zergliedert, wohl aber nie ganz erfasst wird.

Beispiele: Verhalten des Blutdrucks bei Föhn. — Änderungen der Blutzusammensetzung im Laufe der Jahreszeiten.

3. Man kann das *Verhalten des Menschen als Gesamtorganismus* studieren *bei verschiedenen Grössen und Änderungen eines bestimmten meteorologischen Elementes.*

Beispiele: Welche Erscheinungen treten bei zunehmender Hitzeeinwirkung auf? — Wie verhält sich der Organismus bei zunehmend stärkerer Wasserdampfsättigung der Umgebungsluft?

4. Man kann das *Verhalten des Menschen* oder das Auftreten von Krankheiten studieren *bei einem gewissen atmosphärischen Zustand oder dessen Änderungen bzw. Ereignissen* (Klima und Klimaschwankungen, Wechsel der Jahreszeiten, Wettervorgänge).

Beispiele: Sind gewisse Krankheiten an gewisse Klimate gebunden? Erfolgt mit dem Wechsel der Jahreszeiten eine verschiedene Häufigkeit von Krankheiten?

Wie ersichtlich, gibt jede Methode Möglichkeiten zu bestimmten Erkenntnissen, sowohl die induktive wie die deduktive Forschungsrichtung kann sich dieser sämtlicher Methoden nach Bedarf bedienen.

Aber *jede dieser Bearbeitungsmöglichkeiten hat* Vorteile, Nachteile, verschiedene erkenntnistheoretische *Gefahrenquoten für Fehlschlüsse.* Der Untersucher muss sich über diese klar werden und sie werten; es steht im einzelnen Falle nicht in seinem Belieben, sich der einen oder anderen Methode zu bedienen. Im Nachfolgenden soll das an Hand einiger Beispiele zur Sprache kommen.

1. Deduktive Meteoropathologie.

Eine deduktive Forschung würde ausgehen von den an Hand des Studiums einzelner Lebensvorgänge ermittelten Eigenschaften des Organismus und sie würde versuchen, durch fortgesetzte Synthese das gestellte Problem zu lösen. Sie würde also ausgehen von der Methode 1 einer Korrelationsermittlung zwischen möglichst vielen Lebensvorgängen mit möglichst vielen meteorologischen Elementen. Solche Untersuchungen sind selbstverständlich durchführbar, sie bieten zunächst den Vorteil, dass beide Vorgänge messbar, also zahlenmäßig darstellbar sind. Rein theoretisch gesehen würde dieser Weg der Untersuchung vielleicht sogar als der nächstliegende erscheinen. Zu gesicherten Ergebnissen führen solche *Untersuchungen* ganz allgemein indes *nur für meteorologische Elemente, deren jedes für sich allein im Versuch besonders variierbar ist, ohne dass dabei ein anderes Element sich mitändert.*

Am zahlreichsten sind wohl die Untersuchungen über die Einwirkung verschiedener *Temperaturen* auf gewisse Lebensvorgänge.

Wenn wir ganz absehen von Versuchen an niederen Tieren und Pflanzen zur Klarstellung rein biologischer Fragen, so war es vor allem die Frage nach dem Angriffspunkt des als „Erkältung“ seit jeher bezeichneten Vorganges, der hier viele Untersuchungen anregte. Die direkte Zellschädigung durch Kälte, die Entstehung und Wirkung der auf Kältereiz auftretenden reflektorischen Anämie eines Gewebes nach der anfänglichen Hyperämie, die Tiefenwirkung der Kälte war Gegenstand zahlreicher Versuche. Vielfach wurden aus solchen Untersuchungen dann Theorien der Erkältung aufgestellt und wieder verworfen. Gerade das Erkältungsproblem erfuhr bis zum heutigen Tage im Für und Wider der Meinungen eine selten umfangreiche Bearbeitung.

Da das Erkältungsproblem nur mittelbar mit dem Wetter zu tun hat, nämlich soweit dieses eben zu einer Abkühlung Anlass gibt — einer Abkühlung, die ebensogut auf nichtmeteorischem Wege erfolgen kann —, soll hier nicht weiter darauf eingegangen werden, zu streifen werden diese Fragen da und dort noch sein. Im übrigen sei dazu auf die Monographie Stickers verwiesen.

Änderungen des *Feuchtigkeitsgehaltes* der Umgebungsluft wurden aus theoretischen Gründen in ihrer Wirkung auf die Perspiratio insensibilis untersucht und die Frage sehr verschieden beantwortet. Meist war daran ungenügende Methodik bzw. Unkenntnis von Fehlerquellen schuld.

So scheint ein solcher Einfluss wenigstens für den Säugling innerhalb weiter physiologischer Grenzen nach eigenen Untersuchungen, die unlängst durch amerikanische Autoren bestätigt wurden, gleich Null zu sein. Immerhin ergeben sich bei Überschreitung der physiologischen Breite Wirkungen, die dann für die Auffassung von Fieberentstehung sowie für die Klarstellung des Zustandekommens von Hitzschlag herangezogen werden können.

Bei Untersuchung von *Luftdruckwirkungen* werden die Verhältnisse schon schwieriger. Vieles von dem, was man ursprünglich einer Verringerung des Luftdruckes zugeschrieben hatte, musste man bald als Wirkung von Sauerstoffmangel infolge Luftverdünnung erkennen.

Hierher gehören z. B. die bekannten Beziehungen zwischen Blutbildung und Höhenklima. *Auf der Erdoberfläche vorkommende Luftdruckschwankungen* nennenswerten Ausmaßes sind aber *völlig untauglich für ein Studium der Luftdruckwirkung.* *Es fehlt ihnen bereits die Voraussetzung, dass sie als einziges sich änderndes Element vorkommen.* Sie sind ja nur Symptome für atmosphärische Vorgänge sehr komplizierter Art. (Vgl. später.) Das haben manche Untersucher erkannt, die mit dem Studium von Luftdruckwirkungen sich befassten. So konnte PLUNGIAN auf Veranlassung STAEHELINS zeigen, dass der menschliche Blutdruck gleichsinnige Schwankungen bei plötzlichen Änderungen des Barometerstandes zeigt. Aber bereits STAEHELIN betont, dass diese Wirkungen wohl nicht als rein mechanische Luftdruckwirkungen zu deuten sein werden.

So interessant manche derartige Untersuchungsergebnisse namentlich für spezielle Fragestellungen auch sind, so haben sie für das Problem „Wetter und Krankheit" doch nur selten wesentliches beitragen können; sie stellen mehr eine Kontrolle bzw. eine Klarlegung einzelner Vorstellungen dar, welche auf induktivem Wege sich ergeben hatten. Ihrer rein synthetischen Aneinanderreihung zur Aufklärung krankhaften Geschehens stellen sich zu viele Möglichkeiten des Irrtums entgegen. Wo der Versuch unternommen wurde, aus meteorischen Wirkungen auf Einzelvorgänge (unter Umständen gar noch unter Heranziehung von Modellversuchen) auf krankhaftes Geschehen zu schliessen, musste man sich recht oft auf das Gebiet theoretischer Spekulation begeben; das Ergebnis war vielfach absurd, mit Widersprüchen gegen die tägliche Erfahrung oder gegen andere Erkenntnisse.

Hierfür nur zwei Beispiele, die noch in der heutigen Literatur zu finden sind. Die bekannten *Wetterschmerzen* in krankhaft veränderten Gelenken (s. auch S. 53) erklärte man sich — sofern man sie überhaupt anerkannte — als *Luftdruckwirkung,* indem die Gelenkteile stärker aufeinander gepresst, bzw. plötzlich entlastet würden. Und zwar, ohne vorerst zu untersuchen, ob die Schmerzen überhaupt Luftdruckschwankungen nennenswerten Grades zur Voraussetzung haben, oder ob sie auch auftreten, wenn der Patient etwa in einer pneumatischen Kammer solchen in Stunden oder Tagen sich vollziehenden Schwankungen geringen Gesamtausmaßes ausgesetzt wird; auch an Bergbahnen hätte man das Nichteintreten dieser Schmerzen bei Luftdruckänderung beobachten können. Eine einfache Untersuchung — ganz abgesehen von genauer Krankenbeobachtung — hätte also die Unhaltbarkeit dieser Theorie dartun können. Die Wetterschmerzen an Narben sollten hinwiederum durch Anstieg der *Luftfeuchtigkeit* entstehen, indem das erkrankte Gewebe etwa wie eine Gelatineplatte Quellungserscheinungen zeige. Dass solche Schmerzen weder beim Eintauchen in Wasser noch bei feuchtwarmen Packungen noch überhaupt eben generell bei Änderungen der Luftfeuchtigkeit auftreten, störte nicht.

Der Hauptgrund, warum die deduktive Methode so leicht auf Irrwege führt, liegt wohl darin, dass wir heute noch weit davon entfernt sind, Leben und Krankheit als einfache Summe von normalen oder gestörten Vorgängen zu erklären. Die Vorstellung scheinbarer Einfachheit biologischer Vorgänge ist heute längst immer wiederholten Hinweisen auf ihre Kompliziertheit gewichen.

Hier spielt sogar noch eine Weltanschauungsfrage herein bzw. eine erkenntnistheoretische Frage. Ist es überhaupt möglich, das gesamte Geschehen kausal als Summe von Einzelvorgängen zu erfassen? Liesse sich, wenn für einen Zeitpunkt die Differentialgleichungen sämtlicher Einzelvorgänge bekannt wären, der weitere Ablauf eines Geschehens tatsächlich berechnen? Die Wissenschaft hat diesen Satz jahrzehntelang entschieden bejaht, ja als Ziel aller Wissenschaft proklamiert. Bis — gerade in neuester Zeit und gerade aus der exaktesten Wissenschaft, der theoretischen Physik heraus — schwere Bedenken und Angriffe gegen die Richtigkeit des Satzes auftauchen.

Jedenfalls bestehen bis heute grösste Bedenken, das Problem Atmosphäre und Krankheit auf deduktivem Wege anzugehen.

2. Induktive Meteoropathologie.

Ungleich zuverlässiger für die Klarstellung eines Zusammenhangs krankhaften Geschehens mit meteorischen Vorgängen erscheint die induktive Methode. Sie sucht als *Erstes und Wichtigstes Tatsachen eines solchen Zusammenhangs festzustellen.* Erst dann wird versucht durch feinere Analyse dieses Zusammenhangs, evtl. unter Heranziehung von Feststellungen anderer Forschungszweige die kausalen Verhältnisse aufzuklären.

Die Ausgangstatsachen werden in der Regel ermittelt nach Methode 4 (vgl. S. 3), d. h. durch Vergleich der Häufigkeit bestimmter Krankheiten als Äusserung des Gesamtorganismus mit dem Vorkommen gewisser definierter meteorischer Gesamtkonstellationen. Auf diese Weise werden einer analytischen Bearbeitung nicht von vorneherein Grenzen gesetzt, es werden nicht unbedacht Möglichkeiten ausgeschlossen, deren Nichtberücksichtigung sich später erst als Irrtum erweisen könnte.

Betrachten wir die meteorischen Vorgänge in der Reihenfolge ihrer Wirkungsdauer, so ist in strenger Scheidung die *Krankheitshäufigkeit* also *zu bestimmen:*

1. *Für bestimmte „Wetterlagen"* als rasch sich abspielende Vorgänge.

2. *Für Jahreszeiten* als rhythmische Vorgänge in der Atmosphäre während eines Umlaufs der Erde um die Sonne.

3. *Für* die in langen Zeiträumen sich abspielenden *„Klimaperioden".*

Die letztgenannten klimatischen Vorgänge zur Erklärung gewisser Beobachtungen im Krankheitsgeschehen heute schon in ausgedehnterem Maße heranzuziehen, scheint Verfasser nicht ganz unbedenklich. Dass Klimaschwankungen vorkommen, wird nicht in Abrede zu stellen sein; dass sie Wirkungen auf den Menschen und sein Erkranken ausüben, erscheint a priori durchaus möglich und denkbar. Die *Art* der Klimaschwankungen, ihre Periodenlänge, die Frage eines wirklichen Rhythmus ist aber nach eigenen Orientierungen zu der Frage selbst in der Fachmeteorologie noch umstritten und *in keiner Weise* gesichert, die Aufstellung neuer Perioden verschiedenster Wellenlänge und ihre Ablehnung in der meteorologischen Literatur noch durchaus gebräuchlich. Selbst die so gerne genannten BRÜCKNERschen Klimaperioden (LADE, WOLTER) lassen sich noch nicht als Gesetzmäßigkeiten darstellen; so wurde auf Grund dieser Perioden nach persönlicher Mitteilung von Prof. v. KLEBELSBERG-Innsbruck um das Jahr 1920 ein erneutes Vorrücken der Gletscher erwartet, das bis heute ausgeblieben ist, indem das seit der Jahrhundertwende erfolgende Abschmelzen der Gletscher nach wie vor weiter ging bis zum letzten Berichtsjahr 1930. Wenn also WOLTER diese Klimaperioden geradezu unter Anführung von Jahreszahlen zur Erklärung von Seuchengeschehen heranzieht und zu diesem Zweck sogar mit der 200jährigen BRÜCKNERschen Periode arbeitet, so erscheinen *solche Argumentationen in der Medizin doch verfrüht. Solange Klimaperioden meteorologisch noch nicht einmal feststehen, sind wir in der Medizin noch nicht berechtigt, mit solchen zu arbeiten und unbekannte Vorgänge unseres Faches mit unbekannten und umstrittenen Vorgängen einer anderen Disziplin zu erklären.* Daher soll im folgenden auf diese Fragen nicht weiter eingegangen werden (vgl. dazu LADE, STALLYBRASS, WOLTER).

Die nachfolgenden Erörterungen gliedern sich damit naturgemäß in *Untersuchungen über „Wettereinflüsse"* und solche *über „Jahreszeiteneinflüsse".*

II. Wettervorgänge und Krankheit.
(Meteorotrope Krankheiten.) [1]

1. Allgemeines.

Es gibt eine ganze Anzahl von Krankheiten, welche rein klinisch für den ganz unvoreingenommen beobachtenden Arzt immer wieder den Eindruck erwecken, dass sie durch Wettervorgänge ausgelöst werden. *Besonders verdächtig auf einen derartigen „Meteorotropismus" ist ganz allgemein das gruppenweise Vorkommen der Krankheitsfälle,* d. h. die innerhalb ganz weniger Tage erfolgende Häufung von Fällen einer und derselben Krankheit. Über diese Erscheinung der „Gruppenbildung" wird weiter unten noch ausführlicher zu sprechen sein. (Bei Infektionskrankheiten ist natürlich die Möglichkeit einer gemeinsamen Ansteckungsquelle auszuschliessen, was aber meist leicht gelingt.) Diese Gruppenbildung ist, um das gleich hier zu erwähnen, bei manchen Krankheiten derartig eindrucksvoll, dass die Annahme eines Einflusses von Witterungsfaktoren sich geradezu aufdrängt und sich den Ärzten oft seit Jahrzehnten auch aufgedrängt hat.

Untersuchungen, diesen auslösenden Wettervorgang klarzustellen, sind für eine Reihe solcher Krankheiten denn auch vielfach seit langem unternommen worden, fast durchweg ohne einen befriedigenden Erfolg. Die Gründe für das Versagen dieser vielen, zum Teil mühevollsten Untersuchungen werden später noch zu erörtern sein.

Für das Studium eines Wettereinflusses auf Krankheitsvorgänge

---

[1] Der Ausdruck *„Meteorotrope Krankheiten"* soll diese prinzipiell von den *„Saisonkrankheiten"* abtrennen, was zu unterscheiden in der ganzen Frage sehr wesentlich erscheint. Für erstere mag auch der Name *„Wetterkrankheiten"* gebraucht sein.

ist aber auch die Art der *Krankheit*, an der — sozusagen *als* „*Testobjekt*“ — ein solcher Einfluss untersucht werden soll, nicht gleichgültig.

Freilich ist es ja zunächst in der Regel eine bestimmte Krankheit, für welche solche Beziehungen den Arzt interessieren. Aber das Problem liegt doch weiter. Ist ein solcher Einfluss einmal mit Sicherheit bei einer Krankheit nachzuweisen und klarzustellen, so wird ein solcher im allgemeinen sich nicht auf das Auftreten dieser Krankheit beschränken, sondern er wird für krankhaftes Geschehen sehr allgemein Geltung haben. Denn es wäre nicht einzusehen, warum einer einzigen Krankheit eine ausgesprochene Sonderstellung dem Wetter gegenüber zukommen wollte.

Zu einer Zeit, wo das allgemeine Problem einer Krankheitsauslösung durch Wettereinflüsse noch ungelöst ist oder erst der Lösung näher kommt, ist die Wahl des Testobjektes somit nicht bedeutungslos. *Am besten eignen sich* für solche Studien *Krankheiten, welche akut und mit möglichst charakteristischen Symptomen einsetzen*, Symptome, deren Beginn die Kranken oder bei Kindern die Eltern fast durchweg in der Anamnese auf einen bestimmten Tag, ja sogar nicht selten auf eine bestimmte Stunde festlegen können.

Unter diesen Krankheiten hinwiederum sind ganz besonders geeignet jene Krankheiten, welche durch die *Schwere ihres Krankheitsbildes* möglichst frühzeitig die Zuziehung des Arztes veranlassen oder welche möglichst vollzählig wegen dieser Schwere in *Anstaltsbehandlung* kommen; die Anstaltsaufnahme ersetzt bei ihnen eine oft mühsame und nicht selten weniger zuverlässige Sammelforschung.

Wir werden später sehen, dass die überwiegende Mehrzahl jener Krankheiten, für welche solche Wettereinflüsse sichergestellt oder wahrscheinlich sind, diese Voraussetzungen erfüllt oder ihnen nahe kommt.

Noch eine andere Bedingung wäre vorerst nach meinen Erfahrungen an ein gutes „Testobjekt“ zu knüpfen: *die Krankheit*, für welche Wettereinflüsse studiert werden sollen, *soll nicht allzu häufig* sein. Sonst besteht nämlich die Gefahr, dass durch unzureichend beobachtete Fälle und ähnliche Umstände die Gruppenbildung verwischt und verschleiert wird, zumal wir ja vorerst nichts darüber wissen, wie lange die Zeitspanne zwischen dem Eintreten des meteorischen Vorgangs und dem Krankheitsbeginne ist und ob sie bei verschiedenen Kranken annähernd gleich ist oder nicht.

2. Die Gruppenbildung.

Als besonderes, auch dem ganz unbeeinflussten Beobachter sich aufdrängendes Charakteristikum meteorotroper Krankheiten wurde oben schon die „*Gruppenbildung*" *gleichartiger Krankheitsfälle* erwähnt. Sie hat seit langem die Aufmerksamkeit der Ärzte erregt und es ist nicht uninteressant, dieser Gruppenbildung etwas nachzugehen.

Am schärfsten heben sich Gruppen gleichartiger Krankheitsfälle, in denen die Erkrankungstermine für mehrere Fälle sich auf einen oder wenige Tage zusammendrängen, bei jenen Krankheiten heraus, welche im ganzen nicht sehr häufig vorkommen.

Bei einer grösseren Anzahl bekannter und wohlumschriebener Krankheitsbilder kann man solch wiederholtes Zusammentreffen mehrerer Fälle namentlich an klinischem Material verfolgen.

So verdanke ich nachfolgende Tabelle 1 über das gruppenweise *Auftreten akuten Glaukoms* in Wien einer freundlichen Mitteilung von Dr. J. LÖFFLER, welche an der Klinik von Prof. LAUBER diese Verhältnisse studiert hat.

Tabelle 1. Erkrankungsdaten aller akuten Glaukomfälle der Wiener Kliniken und Spitäler der Jahre 1927 und 1928. (Zur Veranschaulichung der Gruppenbildung.)

Monat	Erkrankungstage 1927	Erkrankungstage 1928
Januar	10. — 17., **18.**, **19.** — **27.**	**5.** — **9.**, **10.** — **23.**/**24.**, **24.** — **30.**
Februar	**17.**, **18.** — **28.**	2., 25.
März	5.	**5.**, **6.**/**7.**, **7.** — **15.**, 20.
April	11., 17., 24.	**20.**, **21.**, **23.**
Mai	10., **19.** — **30.**, **31.**	2. — **8.**, **8.**, **8.** — 16.
Juni	4., **10.** — **20.**, **21.** — **30.**	4., 9.
Juli	**2.** — **6.**, **6.** — **25.**, 28.	6., **8.** — **23.**, **24.**, **24.**, **25.**
August	**27.**, **27.**/**28.**, **28.** — **30.**	**17.**, **18.**, **19.**, **19.**
September	**8.**, **9.** — **11.**, **12.** — **19.**, 21.	**19.**, **20.**
Oktober	2., 13.	**11.**/**12.**, **12.**, **12.**, **12.**
November	**11.**, **11.**, **11.** — 26.	**8.** — **15.**, **16.**
Dezember	5.	3., 5., 17., 20., 26., 30.

(Die Gruppenfälle sind fett gedruckt.)

Die Gruppenbildung ist hier so eindrucksvoll, dass man auch bei grösster Skepsis wohl nicht mehr an das Wirken eines Zufalls denken kann. Da ausserdem das akute Glaukom keine Infektionskrankheit darstellt, ist das Beispiel auch in dieser Hinsicht sehr beweisend. Denn soweit es sich um infektiöse Krankheiten handelt, könnte man zur Not immer noch annehmen, dass unbeobachtete Beziehungen zwischen den Bewohnern einer Stadt Anlass zu gleichzeitigem Erkranken mehrerer Personen führen könnten, der verschiedene Erkrankungsort innerhalb der Großstadt also anderweitig erklärbar sei und meteorische Einflüsse nur vorgetäuscht würden.

Ein weiteres Beispiel aus meinem früher bearbeiteten Material von akuten Kehlkopfcroupfällen der Würzburger Kinderklinik ist in nachfolgender Tabelle 2 gegeben.

Tabelle 2. Gleichzeitige Croupfälle an verschiedenen Orten eines kleinen Gebietes.

Erkrankungstag	Entfernung des Erkrankungsorts von Würzburg
24. Januar 1927	7 km N
25. Januar 1927	5 km W
26. Januar 1927	5 km W
15. März 1928.	22 km NW
16. März 1928.	35 km NNW
17. März 1928.	31 km S

Die *zeitliche Koinzidenz von Krankheitsfällen* erfolgte hier *in völlig getrennten Ortschaften* eines enger umschriebenen Gebietes, in dem Kehlkopfcroup damals ebenfalls zu den durchweg seltenen Erkrankungen zählte.

Bei etwas häufigeren Krankheitsbildern beobachtet man, dass neben diesen zeitlich mindestens durch mehrere krankheitsfreie Tage sich abhebenden Gruppen („Gruppen I. Ordnung") in Zeiten stärkerer Krankheitshäufung die Zahl der Fälle eine auffallende Zusammendrängung auf gewisse Tage zeigt, dann wieder ein Abschwellen, ein erneutes Anschwellen usw. der Erkrankungsziffern erfolgt (vgl. S. 42).

Tabellen obiger Art könnte ich für den akuten Kehlkopfcroup in München in grosser Zahl anführen. Die Erscheinung ist so eindrucksvoll, dass an einer gemeinsamen Auslösung durch ein wohl nur im Bereich meteorischer Vorgänge denkbares Ereignis gar nicht gezweifelt werden kann[1].

---

[1] Ich habe in einer früheren Arbeit eingehender begründet, dass eine „zufällige Gruppenbildung" die Beobachtung nicht erklären kann, dass die letztere die *wahrscheinlichkeitstheoretisch* zu errechnende zufällige „*Erwartung*" selbst bei kleinem Material um das Vielfache übertrifft. So hatte sich für Würzburg ergeben, dass die zufällige Erwartung um das mindestens Achtfache übertroffen wird. Eine ähnliche Rechnung liesse sich auch für das von mir früher bearbeitete Material von 1069 Fällen akuten Kehlkopfcroups der Münchener Kinderklinik aus den Jahren 1917—1928 durchführen. Allerdings würde sich da eine Schwierigkeit ergeben, die zu einer gewissen Willkür führte. Die grosse Zahl (etwa 2—300) von Gruppen I. Ordnung, ihre Zeit und Besetzung durch Krankheitsfälle lässt sich zunächst nicht ohne weiteres auszählen; da nämlich die Gruppen zeitweise so dicht sich folgen, ist eine Grenze zwischen ihnen schwer zu ziehen (s. später). Dann aber müsste man bei dem grossen Material natürlich trennen etwa zwischen Dubletts an einem Tag, an zwei Tagen, Tripletts an einem, an zwei, an drei Tagen usw. Das gäbe eine sehr umständliche Berechnung und wahrscheinlichkeitstheoretische Ableitung, so dass ich sie unterlassen habe. Sie würde beim Leser höchstwahrscheinlich lediglich den Eindruck hinterlassen, als solle hier durch langatmige Rechenkunststücke etwas bewiesen werden.

Nicht uninteressant und für die ganze Fragestellung von Wichtigkeit scheint aber die weitere Feststellung, dass sich eine *auffallende zeitliche Koinzidenz* von Erkrankungsfällen *auf sehr weite Strecken* nachweisen lässt, wie nachfolgende Tabelle 3 zeigt, deren Orte Würzburg und München etwa 250 km Luftlinienabstand haben.

Tabelle 3. Gleichzeitige Croupfälle in Würzburg und München.

Monat	Erkrankungsdaten von Fällen	
	in Würzburg	in München
1927 Januar/Februar	**24.**, **25.**, **27.**, **31.**, 2.	**25.**, 27., **27.**, 29., **30.**, 2.
April	25.	26.
Oktober	28.	30.
Dezember	14.	15.
1928 Februar	3., 5., 6., 11.	2., 7.
März	**11.**, 15., 16., 17., **20.**	**11.**, 19., 19., **20.**
Mai	13.	11.

(Gleichzeitige Fälle fett gedruckt.)

Diese auffallende Koinzidenz an räumlich weit entfernten Orten gab schon einen Fingerzeig für weitere Untersuchung. *Denn für die Krankheitsauslösung mussten hier alle lokalen oder ein eng umschriebenes Gebiet betreffenden Wettereinflüsse zur Erklärung fortfallen;* diese Erscheinung wies vielmehr auf sehr allgemeine und weite Gebiete gleichzeitig oder doch in rascher Folge treffende Vorgänge hin.

Aus dieser Beobachtung ergibt sich auch, wie dankbar für die Bearbeitung der hier diskutierten Fragen eine über ein grösseres Gebiet ausgedehnte Sammelforschung wäre. Ich habe eine solche vor mehreren Jahren bereits angeregt, leider fand diese Bitte keine Beachtung. Erst seit 1930 ist durch Initiative von Prof. Linke-Frankfurt wenigstens für das Rhein-Main-Gebiet eine solche Sammelforschung eingeleitet worden, aber auch die Beteiligung an dieser ist vorerst noch viel zu gering, so dass eine Bearbeitung des mir vorliegenden Materials noch nicht in Frage kommt.

Von ganz besonderer Beweiskraft scheint mir aber noch eine zweite Art von Koinzidenz, die sich unter der Annahme einer Auslösung bestimmter Krankheiten durch Wetterfaktoren zwingend ergibt. Es ist *das zeitliche* (und örtliche) *Zusammentreffen der Erkrankungstermine verschiedener* (durchschnittlich nicht allzu häufiger) *meteorotroper Krankheiten.*

Ich führe zunächst aus einer früheren Arbeit eine Tabelle über die *Koinzidenz von akutem Kehlkopfcroup und Schwangereneklampsie* an, aus der gleichzeitig hervorgeht, dass auch hier wieder die Koinzidenz sich über grössere Landstriche erstreckt.

Aus den Untersuchungen von JAKOBS ergab sich beim Vergleich mit meinen Untersuchungen, dass die meteorische Bedingung für das Auftreten von Eklampsie gleichzeitig — Empfängliche vorausgesetzt → zur Auslösung von Croupfällen Anlass geben kann und muss.

Herr Dr. JAKOBS-Berlin war so freundlich, mir sein für 1924 gesammeltes Eklampsiematerial, soweit es Süddeutschland und das angrenzende Tirol betrifft, zur Verfügung zu stellen.

In der folgenden Tabelle 4 wurden die Erkrankungsdaten sämtlicher von München bekannt gewordenen Eklampsiefälle (sowie die gleichen Fälle des in meteorologischem Sinne noch recht nahen Innsbruck) gegenübergestellt den Erkrankungsdaten „gleichzeitiger“ Croupfälle.

Tabelle 4. Tabelle „gleichzeitiger“ Croup- und Eklampsieerkrankungen für 1924.

Monat	Datum der Erkrankungs-tage sämtlicher Eklampsie-fälle Münchens	„Gleichzeitige“ Croup-erkrankungsdaten Münchens		Datum der Erkrankungs-tage sämtlicher Eklampsie-fälle des nahen Innsbruck
		← vergl.	→	
Januar	3., 20., 21.	2., 23.	27., 29.	28.
Februar ...	3.	4.	4.	4.
März	11., 19.	10., 11., 11., 11., 11., 21.	7., 7., 8., 8.	7.
April	3.	1.	21.	22.
Mai	9.	—	—	—
Juni	20.[1]	20.[1]	—	—
Juli	—	—	—	13.
August	—	—	—	—
September ..	3., 23.	4., 24.	—	—
Oktober ...	1., 3., 4.	1.	—	4., 25., 25.
November ..	—	—	—	—
Dezember ..	2., 18.	1., 1., 19., 20.	—	—

Es ist erstaunlich, wie oft ein zeitliches Zusammentreffen beider grund-verschiedener Krankheiten am gleichen (oder benachbarten) *Orte zu beobachten ist.*

Ganz analoges ergibt sich hinsichtlich der zeitlichen und örtlichen *Koinzidenz der Erkrankungstermine für akutes Glaukom und akuten Kehlkopfcroup,* wie nachfolgende Tabelle 5 (in der ich die Erkrankungs-tage für akutes Glaukom wieder einer freundlichen Mitteilung von Frau Dr. LÖFFLER verdanke), zeigt:

---

[1] Einziger Fall des ganzen Monates!

Tabelle 5. Gleichzeitige Fälle von akutem Kehlkopfcroup und akutem Glaukom in München.

Monat	Datum des Erkrankungstages sämtlicher an der Münchener Augenklinik beobachteter Fälle von akutem Glaukom	„Gleichzeitige" Fälle von akutem Croup, an der Münchener Kinderklinik beobachtet
1927 Januar . . .	9., 12.	10.
Februar . .	16., 16.	15.
April	4., 14.	13.
Juli	4.	—
August . . .	17.	—
1928 Februar . .	7., 20., 28.	7., 21., 28.
März	7., 15., 30.	7.

Auch hier ist es wieder erstaunlich, wie oft zur Zeit eines akuten Glaukomanfalles in der einen Klinik ein gleichzeitiger Kehlkopfcroup in der anderen zur Beobachtung kam.

Aus den bisherigen Feststellungen ergibt sich somit folgendes:

Meteorotrope Krankheiten, d. h. Krankheiten, deren Auslösung durch Wetterfaktoren gesichert oder doch wahrscheinlich ist, *zeigen eine zeitliche Koinzidenz in Form von Gruppenbildung der Krankheitsfälle in einer den Zufall erheblich überschreitenden Weise. Diese zeitliche Koinzidenz gilt für Landstriche bis zu mehreren hundert Kilometern Ausdehnung,* wodurch örtliche Wetterfaktoren als Auslösungsursache stark in den Hintergrund treten, vielmehr in erster Linie an meteorische Vorgänge grössten Stils gedacht werden muss. *Erwartungsgemäß zeigt sich ferner ein gleichzeitiges Auftreten von Fällen genetisch ganz verschiedener meteorotroper Krankheiten.*

3. Die meteorischen Vorgänge zur Zeit der Gruppenbildung.
a) Prinzipielles zur Untersuchungstechnik.

Die nächste Aufgabe für die Ermittlung eines Zusammenhanges von Wetter und Krankheit bestand nun darin, zu untersuchen, ob *zur Zeit des Vorkommens solcher Krankheitshäufungen sich jeweils ein bestimmtes meteorisches Ereignis oder ganz bestimmte Typen meteorischer Vorgänge abspielen.* Diese Typen sind aus den meteorologischen Elementen zu bestimmen, wobei naturgemäß nicht mit Mittelwerten zu arbeiten ist, sondern die *Zeit jeder Krankheitsgruppe meteorologisch zu analysieren* ist. Diese Fragestellung ist an sich keineswegs neu, ja aufgedrängt hat sich das Problem guten Beobachtern eigentlich zu allen Zeiten — es ist die Frage nach dem „genius inflammatorius epidemicus" der älteren Klinik. Es gab nur Zeiten, wo man die Frage als selbstverständlich aussprach und andere Zeiten, wo sie als undiskutierbar abgelehnt wurde.

Es ist nicht uninteressant zu lesen, wie klar bereits LOESCHNER das ganze Problem gesehen hat, wenn er 1856 schreibt: „Ja noch nicht einmal zu dem Abschlusse ist man gelangt, dass unter diesen oder jenen Luft- und Witterungsverhältnissen diese oder jene Krankheitsform vorherrschend auftreten müsse. Soll in der Forschung und Erkenntnis der meteorischen Verhältnisse auf die Entstehung der Krankheiten eine feste Basis gefunden werden, so müssen sich vor allem die Vorsteher grosser Kranken- und anderer Humanitätsanstalten, welche eine bedeutendere Menge verschiedener Individualitäten beherbergen und versorgen, die Aufgabe stellen, sich mit der Meteorologie vollkommen vertraut zu machen und die Beobachtungen der atmosphärischen Verhältnisse, ihrer Veränderungen und Schwankungen mit der Entstehung und Verschlimmerung von Krankheiten in den Instituten in Einklang zu bringen, um aus diesen jahrelang fortgesetzten Forschungen Vergleiche und endliche Resultate ziehen zu können."

Es wurde oben schon erwähnt, dass *zahlreiche Untersuchungen früherer Zeit zu keinem befriedigenden Ergebnis geführt* haben. Es scheint von einigem Interesse, den *Gründen für dieses vergebliche Bemühen* nachzugehen, um so mehr, als auch heute noch diese und ähnliche Irrwege nicht ganz selten begangen werden.

An diesen Misserfolgen waren meines Erachtens eine Reihe von Umständen schuld, die sich aus der ganzen Entwicklung unserer Anschauungen erklären:

1. Zunächst kennzeichnet der *Laie* das „Wetter" durch eine Anzahl *mehr oder weniger unpräziser Ausdrücke* (kalt, warm, schwül, feucht, trüb usw.), die an sich schon für eine genauere Untersuchung unbrauchbar sind, da sie sich nicht scharf fassen lassen bzw. mit ihnen nicht zuverlässig zu arbeiten ist. Um so weniger dürfen wir jemals glauben, dass wir *bei gehäuftem Vorkommen von Krankheitsfällen stets ein bestimmtes „Wetter" im Laiensinne fordern* müssen, um einen meteorischen Einfluss anzuerkennen.

2. Mit der allgemeinen Einführung der *meteorologischen Elemente* (Barometerstand, Temperatur, Feuchtigkeit, Windstärke, Windrichtung, Himmelsbedeckung, Niederschläge, Gewitterbildung) *zur Kennzeichnung von Wettervorgängen war man geneigt,* diesen Elementen *eine Art von selbständiger Existenz zuzuschreiben.* Man erwartete also, dass eines dieser Elemente als Auslösungsursache in Frage kommen müsse und sich dann hinsichtlich seiner Grösse oder Änderung immer in bestimmter Weise verhalten müsse, wenn Fälle der untersuchten Krankheit beobachtet werden.

Man könnte nun etwa daran denken, dem Problem auf *statistischem Wege* näher zu kommen. Man könnte z. B. die Zahl der Krankheitsfälle statistisch in Beziehung zu setzen versuchen mit dem Wechsel gewisser meteorologischer Elemente. Ein Versuch hierzu zeigt aber sehr rasch die Aussichtslosigkeit solcher Methoden und viele Untersuchungen dieser Art sind tatsächlich ergebnislos verlaufen. Selbst Arbeiten, die mit so grossem Fleiss und solcher Genauigkeit durchgeführt wurden, wie jene von BREZINA und SCHMIDT, führten nur zu unbefriedigenden und schwer fassbaren Resultaten. Völlig Gleiches gilt für Arbeiten bis in die neueste Zeit, in denen mittels der Korrelationsrechnung solchen Zusammenhängen nachgegangen wird (z. B. bei GAFAFER). Wir tun überhaupt zunächst sehr gut, wenn wir möglichst wenig präjudizieren; wenn wir uns *die Beziehung Wetter — Krankheit zunächst also niemals grob mechanisch denken*, etwa als Einfluss von Kälte, Trockenheit, Druckschwankung u. dgl. So einfach liegen die Dinge bestimmt nicht. Das hat schon ALTSCHUL erkannt, wenn er 1891 in Bezug auf die vielen, im einzelnen auf einen Krankheitseinfluss untersuchten meteorologischen Elemente schreibt: „Aus einem solchen Chaos von Details kann eben niemals das Licht der Wahrheit geboren werden!"

Wettervorgänge können wir zwar an bestimmten einfachen *Elementen messend verfolgen* — ganz so wie wir Krankheitssymptome mehr und mehr messbar zu machen versuchen — aber in beiden Fällen bleiben wir uns bewusst, dass *diese Messungen hinter das Wesen der Vorgänge im besten Falle blicken lassen.* BLUMENFELD hat das 1909 bereits mit klaren Worten ausgesprochen: „Zunächst kann bei einer derartigen Untersuchungsweise die Morbiditäts- oder Mortalitätsziffer stets nur verglichen werden mit dem Gang eines der meteorologischen Faktoren. Diese: Luftwärme, Luftdruck, Feuchtigkeit usw. sind in ein gegenseitiges Verhältnis zueinander nicht zu bringen, ... So gelangt die statistische Untersuchungsmethode immer wieder nur dahin, dass sie einen oder mehrere Witterungsfaktoren in Beziehung zur Krankheitsbewegung bringt, niemals das Wetter als Ganzes. Niemand aber wird bezweifeln, dass nur das Wetter als Ganzes auf den Organismus einwirkt."

Die meteorologischen Messresultate sind, wie JAKOBS treffend sagt, „gewissermaßen nur die Fußspuren über uns hinwegschreitender Gebilde höherer Art", die man in der Medizin jetzt mehr und mehr beachtet. Diese *meteorologischen Elemente sind eben nur als Ausdruck, als Symptome eines viel allgemeineren Geschehens zu werten,* das wir nach Möglichkeit aufzusuchen haben.

Wenn wir Wettervorgänge durch meteorologische Elemente messen und zu charakterisieren versuchen, so ist auch *noch keineswegs gesagt, dass wir tatsächlich alle als Auslösungsursache möglichen Umstände damit verfolgen.* Es könnte als auslösender Faktor ja auch eine Grösse in Frage kommen, die wir derzeit noch nicht messen. Endlich wäre ebensogut denkbar, dass es nicht ein Faktor im einzelnen ist, der die Auslösung bringt, sondern dass es sozusagen der „*Akkord*", das Zusammenwirken einer ganzen Reihe von Faktoren wäre (LINKE).

3. Gelegentlich anderer, vor allem klimatologischer Untersuchungen hatte man sich an das *Arbeiten mit Mittelwerten* aus den meteorologischen Daten gewöhnt. Da es sich für die vorliegenden Untersuchungen sicherlich eher um Vorgänge, als um Zustände handelt — die Krankheitschübe erfolgen ja in ganz wenigen Tagen — so sind Mittelwerte für solche Untersuchungen *durchwegs unbrauchbar* und haben bis in die neueste Zeit durchwegs zu Fehlschlägen geführt. „Zu welch irrtümlichen Schlussfolgerungen das Vergleichen meteorologischer Mittelwerte einzelner Monate mit den Krankheitsziffern führen kann, ist leicht einzusehen: gerade in unseren westeuropäischen Verhältnissen ist die Veränderlichkeit aller Witterungsfaktoren eine so beträchtliche, dass ein jeder derartiger Mittelwert sich aus ausserordentlich verschiedenen Einzelwerten zusammensetzt" (BLUMENFELD 1909). Es muss unbedingt der meteorologische Vorgang, d. h. der Ablauf meteorischer Ereignisse Tag für Tag verfolgt werden. Das haben übrigens schon manche Autoren des vorigen Jahrhunderts klar gesehen (SEIBERT, SENFFT, GOLDBERG, HAMMERSCHLAG).

4. War ein bestimmtes meteorisches Ereignis als Auslösungsursache anzusprechen, so erwartete man, dass es nun zu Krankheitsfällen immer dann kommen müsse, wenn dieses Ereignis eintrat. Man dachte sich dieses Ereignis sozusagen als einzige Krankheitsursache, was sicher nicht zutrifft. *Wir müssen uns vielmehr klar sein, dass diese Faktoren jeweils nur „Empfängliche" zur krankhaften Reaktion veranlassen werden,* — sonst müssten letzten Endes jeweils ja sämtliche Menschen erkranken — dass für die Zahl der Erkrankten also nicht allein die Stärke des auslösenden Ereignisses, sondern auch die Zahl der von ihm betroffenen Empfänglichen, die Zahl der „resonanzfähigen" Individuen entscheidend ist, ja dass das Ereignis unter Umständen reaktionslos, blind vorübergehen kann. Diese selbstverständliche Bemerkung soll hier nur andeuten, dass die *Untersuchung, wie Individuen ansprechfähig werden,* als *neues Problem* hier auftaucht, aber hier nur gestreift werden kann. Denn es ist ja vollständig unbekannt, ob dieses Empfänglichwerden nicht wieder durch ganz andere Ursachen erfolgt als die Auslösung.

Man muss sich von all diesen Vorstellungen vollständig frei machen, wenn man einem Zusammenhange von Wetter und Krankheit nachgehen will.

Was zunächst zu untersuchen ist, ist lediglich die Frage, ob die bei gewissen Krankheiten beobachtete zeitliche Häufung zusammenfällt mit bestimmt definierbaren atmosphärischen Vorgängen bzw. Gesamtwetterlagen. Über den feineren Kausalzusammenhang wird dann erst eine weitere Forschung, vor allem eine enge Zusammenarbeit von Medizin und Meteorologie etwas Definitives aussagen können.

Methodisch bleibt also einzig und allein der Weg der Einzeluntersuchung.

Am besten bewährte sich mir bei der Bearbeitung des S. 10 genannten Materials von Croupfällen *folgende Methode:*

Man legt sich für jede der durch das Vorkommen einer „Gruppe I. Ordnung" von Krankheitsfällen (s. S. 10) interessierenden Zeiten graphische Darstellungen (nach Art der im folgenden wiedergegebenen) an, in denen die wesentlichsten meteorologischen Elemente in ihrer laufenden Änderung übersichtlich zu verfolgen sind.

Um nicht durch die grosse Zahl dargestellter Elemente ganz unübersichtliche Kurven zu erhalten, rate ich jedem Untersucher für den Einzelfall mit möglichst wenigen Elementen auszukommen zu versuchen und sich nur die Frage vorzulegen: „welche atmosphärische Störung liegt hier vor". Ferner tut man gut, jede Darstellung für eine Gruppe gesondert anzulegen, um sie dann leicht nach Typen usw. ordnen zu können.

Jeder Krankheitsfall wird mit seinem Erkrankungsbeginne in diesen Darstellungen vermerkt. Sporadische Fälle werden nur vereinzelt zur Untersuchung herangezogen, da bei diesen ein „Zufall" immerhin noch eine Rolle spielen könnte.

Durch Vergleich all dieser Zeichnungen müssen sich bei grossem Materiale dann Typen herausschälen, in denen sich gleiche meteorische Veränderungen immer wiederholen, soferne ein Zusammenhang überhaupt vorliegt. Ergeben sich solche Typen für die Gruppen, so ist *das diesen Veränderungen der Elemente übergeordnete meteorische Geschehen zu ermitteln,* es ist sozusagen das zu den jeweiligen Fußspuren gehörige atmosphärische Gebilde höherer Ordnung aufzusuchen. Erst dann kann man sehen, ob die Feststellungen auf einen gemeinsamen Nenner zu bringen sind.

Für die Erkennung der genannten atmosphärischen Gebilde höherer Ordnung ist, soferne nicht aus den laufend von meteorologischen Instituten herausgegebenen Wetterkarten entsprechende Angaben unmittelbar zu entnehmen sind, eine gewisse Analyse der meteorologischen Einzelmessungen nötig.

Die moderne Meteorologie gibt nämlich *für eine derartige Erfassung meteorischen Gesamtgeschehens die Möglichkeit.* Wir wissen heute, dass die Luftmassen unseres Gebietes aus verschiedenen wohl charakterisierten „*Luftkörpern*" bestehen. Diese *Luftkörper unterscheiden sich unter einander weitgehend in ihren physikalischen Eigenschaften. Ganze Gruppen meteorologischer Messungen sind damit unter diesem höheren Begriff vereinbar.* Diese Eigenschaften wechseln nämlich je nach der Herkunft des betreffenden Luftkörpers (polar, tropisch), sowie nach dem „Alter" desselben, d. h. nach der Zeit, die der Luftkörper bereits über einer Gegend lagert. Nun wechselt durch die dauernden Verlagerungen von Luftmassen über der Erde sehr häufig der über einem Orte liegende Luftkörper. Mit jedem solchen Wechsel gelangt der Ort also aus einem meteorischen Milieu in ein erheblich anderes, von dem bisherigen verschiedenes.

Weiterhin aber interessieren ganz besonders meteorische Gebilde, die wir erst mit Einführung dieser Luftkörperanschauung kennengelernt haben, nämlich *die „atmosphärischen Unstetigkeitsschichten". Es sind das ganz allgemein die Grenzschichten, in denen zwei Luftkörper aneinander stossen.* An dieser Grenze erfolgt nämlich keine gleichmäßige Mischung der beiden anstossenden Luftkörper, sondern es bildet sich ganz analog sonstigen Grenzflächen verschiedener aneinandergrenzender Medien eine Schicht mit ganz besonderen physikalischen und meteorischen Eigenschaften aus, entstanden durch die gegensätzlichen physikalischen Verhältnisse der angrenzenden Luftmassen. Mit der Verlagerung von Luftkörpern verlagern sich auch diese Unstetigkeitsschichten, sie ziehen über Orte und Länder hinweg. Dieser Wegzug von Unstetigkeitsschichten ist meist aus den meteorologischen Elementen evtl. unter Zuhilfenahme der einschlägigen Wetterkarten abzulesen.

Für unser mitteleuropäisches Gebiet spielen die Hauptrolle:

1. Die als *Zyklonfronten* bekannten Unstetigkeitsschichten an der *Vorderseite* (*Warmfront*) und *Rückseite* (*Kaltfront, Böenfront*) von Tiefdruckgebieten. Sie sind zahlenmäßig am häufigsten, da unser Gebiet in ausgedehntem Maße von Tiefdruckgebieten durchzogen wird.

2. Die *Unstetigkeitsschicht an der Grenze des ziemlich konstanten osteuropäischen Hochdruckgebietes,* das aus polar-kontinentalen Luftmassen besteht.

3. Die „*Äquatorialfront*" an der Grenze des aus tropikmaritimen Luftmassen aufgebauten „Azorenmaximums".

4. *Unstetigkeitsschichten bei „Staffelung" von Luftmassen.* Es handelt sich hier um folgenden Vorgang. Liegen etwa über dem Kontinent polare Luftmassen, so „altern" sie, d. h. sie ändern gemäß ihrem neuen Lagerungsort langsam ihre physikalischen Eigenschaften. Folgen nun aus irgendeinem Grunde (z. B. bei Verlagerung von Tiefdruckgebieten) neue polare Luftmassen nach, so grenzen sich diese jungen Luftmassen gegen die gealterten in einer Unstetigkeitsschicht ab.

Da diese atmosphärischen Gebilde nach neueren Untersuchungen (FEIGE, FREUND, v. HEUSS, JAKOBS, MOESE, DE RUDDER, STRUPPLER) für die Auslösung von Krankheitsvorgängen eine, wie wir sehen werden, entscheidende Rolle spielen, die meteorologischen Grundlagen aber heute noch nicht allgemein vorausgesetzt werden können, mögen letztere in den wesentlichsten Zügen im nachfolgenden dargestellt werden.

Ich habe *am Testobjekt Kehlkopfcroup diese Verhältnisse im einzelnen untersucht* und darüber früher berichtet (Erg. inn. Med. **36**), welcher Arbeit die hier folgenden Abbildungen entstammen. *Die Krankheitsauslösung soll durch eine Anzahl gut durchsichtiger und instruktiver Beispiele aus dieser früheren Mitteilung belegt werden.* Den Beispielen ist stets eine Erläuterung zu den Abbildungen beigegeben. Sie soll nicht nur auf die ohne weiteres beobachtbaren Änderungen kurz hinweisen, sondern sie soll ausserdem eine Art *Anleitung* bilden, wie man das meteorische Geschehen aus seinen Symptomen beurteilen kann. Daher wurden absichtlich Beispiele gewählt, aus denen zuweilen die äusserliche Vielgestaltigkeit ein und desselben Vorgangs gezeigt werden konnte.

b) Die „Luftkörperanschauung" und die atmosphärischen Unstetigkeitsschichten.

Die Troposphäre stellt die unterste, noch unter der Einwirkung der Erdoberflächenstrahlung stehende Luftschicht dar, welche sich, in den verschiedenen Zonen verschieden, etwa 8—11 km hoch erstreckt. Die Vorgänge in ihr sind für unsere nördlich gemäßigte Zone ganz besonders bestimmt durch Phänomene, welche sich an der *Grenzfläche zweier Luftströmungen* abspielen. Im *Norden* strömt sog. *Polarluft von Ost nach West* — also gegen die Rotationsrichtung der Erde. *Südlich davon* in der gemäßigten Zone und am Nordrand der subtropischen Zone strömt sog. *Tropikluft von West nach Ost* — also in der Richtung der Erdrotation.

Die beiden Luftarten („Luftkörper") unterscheiden sich nicht nur hinsichtlich der entgegengesetzten Strömungsrichtung, sondern sie sind vor allem auch physikalisch sehr weitgehend voneinander verschieden. In der folgenden Tabelle 6 sind einige wesentlichste Unterschiede kurz zusammengestellt.

Tabelle 6. Zur „Luftkörpercharakteristik"[1].

Polarluft	Tropikluft
Kälter als die Unterlage	bodengekühlt, sonst warm
instabil geschichtet	stabil geschichtet
spärlicher Gehalt an *kleinen* „Kernen"[2]	*reichlicher* Gehalt an *grösseren* Kernen
durchsichtig	stark opac
relativ trocken	relativ feucht
diatherman[3]	schlechter diatherman
stark durchlässig für kurzwellige Strahlung	schwach durchlässig für kurzwellige Strahlung
geringer Ionengehalt	starker Ionengehalt
schwach elektrisch geladen	stark elektrisch geladen

---

[1] In Anlehnung an eine Tabelle von Prof. Dr. LINKE, des Leiters des meteorologischen Institutes Frankfurt und an briefliche Mitteilung von Prof. Dr. WEICKMANN, des Leiters des meteorologischen Institutes Leipzig.

[2] „Kerne" sind kleine, nicht-gasförmige Teilchen, die der Luft beigemengt sind und für die „Sichtigkeit" sowohl wie für die elektrischen Eigenschaften eine grosse Rolle spielen.

[3] In hohem Maße durchlässig für Wärmestrahlung, ohne dieselbe nennenswert zu absorbieren.

Diese Unterschiede führen dazu, dass an der senkrecht zur Erdoberfläche verlaufenden Grenzschicht beider Luftkörper keine Mischung derselben eintritt, sondern dass sich die warme Tropikluft und die kalte Polarluft in einer scharfen „*Diskontinuitätsfläche*", der **Polarfront,** berühren. Diese Grenzfläche, die natürlich nicht als mathematische Fläche, sondern als „**Unstetigkeitsschicht**" bestimmter Dicke zu denken ist,

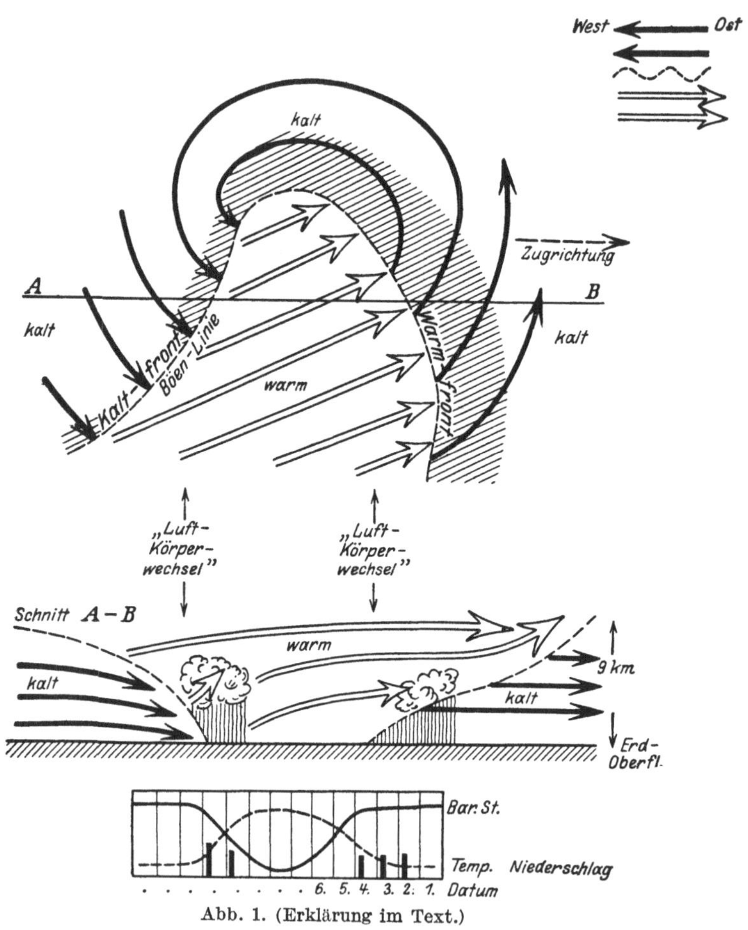

Abb. 1. (Erklärung im Text.)

verhält sich nun etwa so wie eine elastische Membran, d. h. sie gibt Druckkräften nach jeder Richtung nach, erleidet Vorbauchungen und Einbuchtungen[1]. Nun müssen an einer solchen Grenzfläche nach

<hr>

[1] Im übrigen hat sich die meteorologische Forschung der letzten Jahre sehr eingehend mit den verwickelten Strukturverhältnissen und Vorgängen in diesen „Unstetigkeitsschichten" befasst (z. B. in den Untersuchungen des Aeronautischen Observatoriums Lindenberg i. d. Mark, Leiter Geh. Rat Dr. HERGESELL). Hier kann darauf nur hingewiesen werden.

HELMHOLTZ Wellenbewegungen auftreten, d. h. etwa ein abwechselndes Vordrängen und Zurückgedrängtwerden der Polarluft[1]. Nach heute allgemein anerkannter Auffassung (vor allem auf Grund der Untersuchungen der norwegischen Meteorologenschule BJERKNES, SOLBERG, BERGERON u. a.) bilden diese *Wellen der Polarfront* (s. Abb. 1 rechts oben) *die Kerne für die bekannten Depressionen* (Zyklonen, Tiefdruckgebiete).

Im vorstehenden Schema[2] Abb. 1 ist ein solches, von der Tropikluft in die Polarluft vorgetriebenes Wellental dargestellt und zwar zunächst auf dem Horizontalschnitt, d. h. so, wie das Gebilde auf der Erde liegt. Das ganze Gebilde stellt *ein Tiefdruckgebiet, eine Depression oder Zyklone* dar.

Im Zentrum haben wir warme *Tropikluft*, welche auf der Vorderseite (rechts) die Polarluft vor sich her stösst. Diese letztere gerät in die übrige Strömungsrichtung der Polarluft und wird auf diese Weise im Gegensinne des Uhrzeigers in Rotation versetzt (Windrichtung). Diese Rotation kann sogar durch Wirbelbildung zur Abschnürung des ganzen Gebildes führen. Auf der Rückseite des Warmkernes (links) drückt die schwere Polarluft nach. So zieht das ganze Gebilde von West nach Ost über die Erde (von Sonderfällen abgesehen). Für unser Gebiet sind es vor allem aus der Gegend von Island kommende Depressionen, unter deren Wirkungen wir stehen.

Auf der *Vorderseite* treten also alle von der Zyklone überschrittenen Orte plötzlich aus der kalten kontinentalen Polarluft in die warme Tropikluft über, *das Thermometer steigt, das Barometer fällt.* Wenn wir von täglichen Wetterkarten absehen, so können wir also aus dem örtlichen Gang von Temperatur und Barometerstand allein in vielen Fällen schliessen, dass ein **„Luftkörperwechsel"** stattgefunden hat, dass die „*Warmfront*" einer Depression den Ort passiert hat. *Mit diesem Luftkörperwechsel erfolgt, wenn wir uns an die physikalischen Unterschiede beider Luftarten erinnern, ein plötzlicher Wechsel des gesamten meteorischen Milieus, welcher alle Lebewesen des passierten Ortes trifft.*

Das Umgekehrte erfolgt auf der *Rückseite*, der „*Kaltfront" der Depression*[3]. Sobald die hier vorhandene Diskontinuitätsfläche den Ort

---

[1] Auch eine andere Entstehungsweise dieser Wirbelbildungen wird neuerdings vertreten. Die über den riesigen Eisfeldern Grönlands abgekühlten Luftmassen gleiten nach Süden und gelangen dadurch den in Richtung der Erdrotation kreisenden Tropikluftmassen in den Weg. Für das medizinische Problem sind diese Fragen indes ohne Belang.

[2] Die Abbildung ist in Anlehnung an BJERKNES und ein Schema des Monatsberichtes der bayerischen Landeswetterwarte vom April 1925 gezeichnet.

[3] „Kaltfront" wolle nicht mit „Polarfront" (s. S. 20) verwechselt werden, von der sie nur einen Teil darstellt, wie aus vorstehenden Erörterungen ersichtlich.

passiert, erfolgt ein Luftkörperwechsel im Gegensinne, ein plötzlicher Übergang von der Tropik- in die Polarluft: *Das Thermometer fällt, das Barometer steigt.* Der Ort rückt aus dem warmen Sektor der Zyklone in die aus polaren Luftmassen gebildete Antizyklone ein. Wieder können wir aus diesem Verlauf der Elemente auf einen Wechsel im meteorischen Milieu schliessen.

Da an den beiden Grenzflächen sich noch andere, oft sehr charakteristische Vorgänge abspielen, aus denen wir manche Schlüsse ziehen können, sei hier noch einiges angefügt.

Legen wir, wie in der Abbildung gezeichnet, einen Schnitt AB senkrecht zur Erdoberfläche durch die Depression, so sehen wir an der *Vorderseite* die warme Tropikluft über die Polarluft aufsteigen. Erstere kommt damit in Höhen niedrigeren Druckes, sie muss sich abkühlen, ihr Sättigungsdefizit sinkt und da sie sehr wasserdampfreich war, erfolgt Wolkenbildung (Schichtwolken, *Stratus*wolken), evtl. fällt der sog. „*Aufgleitregen*".

Auf der *Rückseite* pflügt sich die mit grosser Geschwindigkeit und Gewalt nachstürzende Polarluft unter die Tropikluft, stösst diese gewaltsam in die Höhe, es erfolgt aus analogen Gründen Bildung von Haufenwolken (*Cumulus*wolken), Gewitterwolken, vielfach *böenartiger Regen* oder Schneefall[1], evtl. Neigung zu Böengewitter. Wegen dieser Erscheinungen spricht man von der Kaltfront auch als der „*Böenfront*".

Das gesamte „*Niederschlagsfeld der Zyklone*" ist im Schema schraffiert gezeichnet.

Folgende Übersicht fasst das Gesagte zusammen:

Zyklone (Depression).

Vorderseite (Warmfront)	Rückseite (Kaltfront)
Thermometer steigt	Thermometer fällt
Barometer fällt	Barometer steigt
Schichtwolken (Stratus)	Haufenwolken (Cumulus, Gewitterwolken)
„Aufgleitregen" (Schneefall)	„*Böenfront*": Böen — Bögewitter — Böenregen — Schneeböen — Schauerregen.

Soweit der typische Ablauf einer Zyklone. Derselbe unterliegt mannigfaltigen Wandlungen, von denen einige später zu nennen sind. Aufgabe der Wettervorhersage ist es ja gerade, Weg un! Wandlung einer Zyklone möglichst im voraus zu bestimmen.

---

[1] Böen sind stossweise und mit hoher Geschwindigkeit erfolgende Winde.

α) Die durch Auswirkung der „Polarfront" ausgelösten Krankheitsfälle.

1. Auf der Zyklonrückseite.

(Beim Einbruch polarer Luftmassen.)

Der feinere Ablauf einer Zyklone interessiert für unser Problem nur in manchen Einzelfällen. Wir haben uns zunächst mit dem Luftkörperwechsel, dem Wechsel des meteorischen Milieus zu befassen und es sollen lediglich aus Darstellungsgründen die Fälle auf der Zyklonrückseite, der Kaltfront zuerst besprochen werden; allgemeiner gesagt die *Fälle beim Einbruch polarer Luftmassen.* Denn ob die letzteren in ausgeprägter Form einer Zyklonrückseite angehören, oder auf anderem, komplizierterem und hier nicht im einzelnen zu besprechenden Wege in unser Gebiet eindringen, ist für die Frage eines Wechsels des meteorischen Milieus, für die Ausbildung einer Unstetigkeitsschicht. für die Frage des Endeffektes also, nebensächlich.

Zu den Abbildungen 2—18 und 20—32.

Sämtliche Abbildungen sind in gleichem Maßstab gezeichnet. Das Koordinatenverhältnis ist das in graphischen Darstellungen der Bayerischen Landeswetterwarte übliche. *Selbstverständlich wurden in dem in den Abbildungen dargestellten Zeitraum stets* **sämtliche** *beobachtete Croupfälle eingetragen.*

Ein Teil der Abbildungen enthält nur einige charakteristische meteorologische Elemente, nämlich:

——————————— *Verlauf des Barometerstandes in München.*

·························· *Temperatur in täglichen Schwankungen in München.*

—·—·—·—·— *Temperatur in täglichen Schwankungen auf dem Zugspitzgipfel.*

Der Abstand zweier horizontaler, ausgezogener Linien entspricht stets 10 mm Druck bzw. 10⁰ Temperatur.

Ein weiterer Teil ist ergänzt durch folgende Angaben:

— — — — — — *Tagesmittel der Temperatur in München* (bestimmt, wie meteorologisch üblich, als $1/4$ der Summe aus der Ablesung um 7 Uhr, 14 Uhr und dem doppelten der Ablesung um 21 Uhr).

Pfeile geben die *Windrichtung* an, wobei der Pfeil mit dem Winde fliegend gedacht ist; die Pfeilfahne versinnbildlicht in Querfähnchen die Windstärke.

Schwarze Säulen, Niederschlagsmengen, gemessen von 7 Uhr morgens des Vortages bis 7 Uhr morgens des Ablesungstages. Für diese Säulen gelten die am linken Rand der Abbildungen angegebenen Maßstäbe (Ordinaten) in Millimeter. Für die Bewertung der Niederschlagsmenge sei angegeben, dass ein mittlerer Regentag einige mm Niederschlag bringt. Eine Niederschlagsmenge von 10 mm und darüber wird bereits von den Wetterwarten telegraphisch an die Ämter für Gewässerkunde, welche dem Stromgebiet des Beobachtungsortes nach zuständig sind, gemeldet für den Hochwassermeldedienst.

⚡ = *Gewitter* (Niederschlagsmenge am folgenden Tag vermerkt, s. Vorstehendes).

Schraffierte Kurvenflächen am Unterrand der Abbildung geben die Änderung der
Himmelsbedeckung wieder. Diese wird zu den täglichen Ab-
lesungszeiten um 7, 14 und 21 Uhr nach einer Skala geschätzt,
in der 0 gleich wolklos, 10 gleich völlig bedeckt bezeichnet.
Die Linie 10 bildet in der graphischen Darstellung den oberen
Rand der Rechtecke, in denen schraffiert ist.

↓ = Zeitpunkt der Erkrankung an Croup.

Nach dem vorhergehenden müssen wir beim *Polarlufteinbruch
sinkende Temperatur und steigenden Druck* erwarten. Der Temperaturgang ist besonders aufschlussreich, er fällt mit dem Polareinbruch entweder erheblich, d. h. *das Tagesmittel der Temperatur sinkt* rasch gegen
jenes der Vortage oder es erfolgt wenigstens ein *plötzliches Löschen
der gewöhnlichen Mittagserwärmung.*

Mit einer sich geradezu auf-
drängenden Häufigkeit treffen
Croupfälle zusammen mit einem
Polarfronteinbruch, wofür folgende
Beispiele angeführt seien (Abb.
2—12).

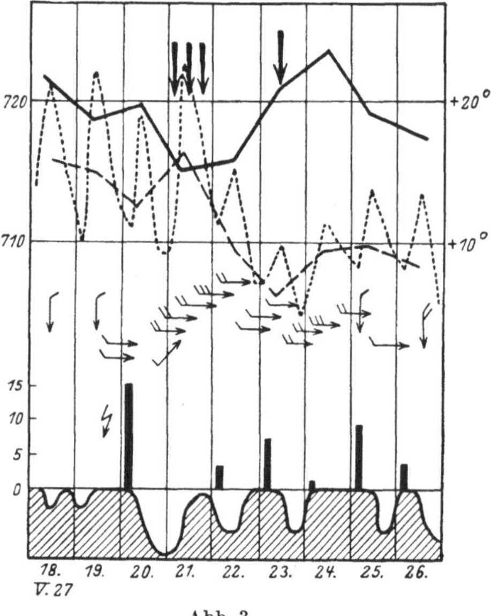

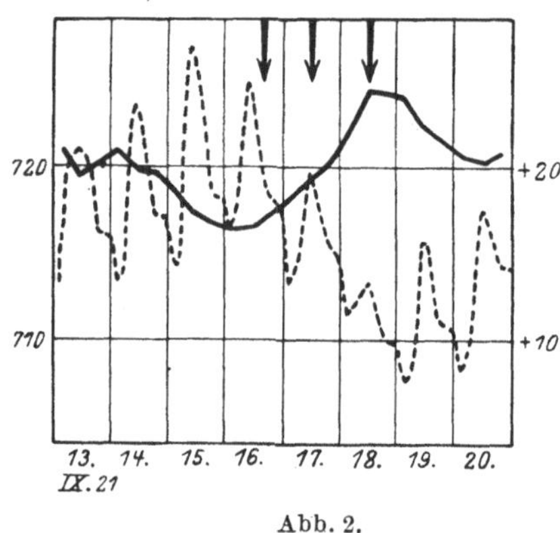

Abb. 2.

Abb. 3.

Zu Abb. 2. Am 16. September 1921 Andringen einer *Kaltfront* (Druckanstieg),
deren Einbruch am 17./18. endgültig erfolgt, wie am Temperaturverlauf deutlich
wird. Je ein Croupfall am 16., 17. und 18.

Zu Abb. 3. Ein *Kaltfronteinbruch* kündigt sich am 19. Mai 1927 durch ein starkes
Bögewitter an. Am 21. bis 23. Mai Kaltfronteinbruch mit Temperatursturz unter
heftigen Westwinden. Dicht vor und im Kaltlufteinbruch vier Croupfälle.

Das Beispiel der Abb. 7 wurde aus einem besonderen Grunde angefügt. Das *Einbrechen polarer Luftmassen muss nicht unbedingt zu Abkühlung führen.* In den Wintermonaten kommt es nicht selten vor,
dass polare Luftmassen auf ihrem Wege über den im Winter wärmeren
Ozean in den unteren Schichten eine Vorwärmung erfahren. Treffen
sie nun auf einen durch starke Ausstrahlung oder Schneelage ab-

gekühlten Kontinent, so fehlt eine Temperaturdifferenz nennenswerten Grades, ja es kann vorkommen, dass polare Luftmassen in solchen Fällen sogar Erwärmung bringen.

Dass ein Polareinbruch tatsächlich in dem in Abb. 7 gezeigten Beispiel erfolgte, zeigt — abgesehen vom Barometerstand — der Gang der Zugspitztemperatur, die innerhalb 24 Stunden um fast 8° absinkt. Möglicherweise kommt hier noch eine Okklusionserscheinung hinzu (vgl. später S. 33).

Das Beispiel der Abb. 7 zeigt weiterhin, wie *belanglos für die Krankheitsauslösung die Temperatur* als solche, d. h. die Temperaturdifferenz zwischen ankommenden und verdrängten Luftmassen ist. Trotz Fehlens

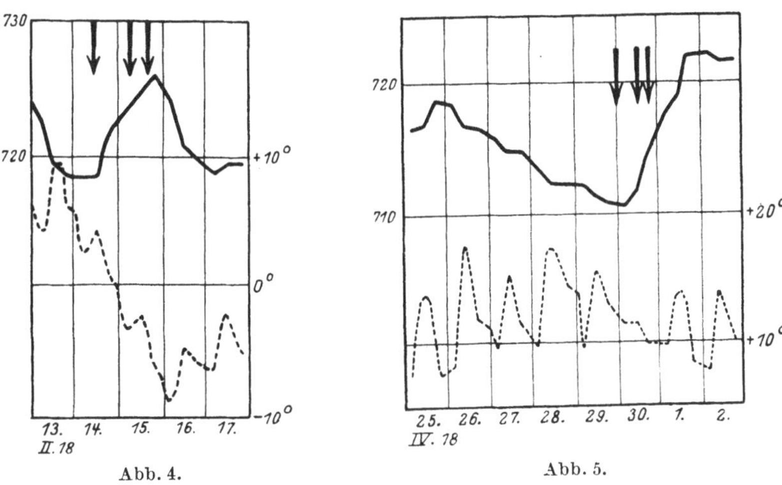

Abb. 4.   Abb. 5.

Zu Abb. 4. Bei *typischer Kaltfront* am 14./15. Februar 1918 mit enormem Absinken der Temperatur und leichtem Druckanstieg erfolgen drei Krankheitsfälle.

Zu Abb. 5. Am 30. April 1918 erfolgt ein *Kaltfronteinbruch,* der zu völligem Ausbleiben des Temperaturmittagsgipfels und zu starkem Druckanstieg führt. Drei Croupfälle am gleichen Tag.

einer Abkühlung erfolgt eine ausgesprochene Gruppenbildung der Krankheitsfälle. Dass es vollends unmöglich ist, die Krankheitsauslösung auf Abkühlung (Erkältung) zu beziehen, werden spätere Beispiele noch mehr beweisen.

In *Zeiten, in denen hinreichend Empfängliche vorhanden sind, kann jeder neue Kaltfrontdurchzug zu neuen Krankheitsfällen,* zu neuen „Gruppen I. Ordnung" *Anlass geben.* In Abb. 8 ist hierfür ein Beispiel gegeben. Hier erfolgt die Gruppenbildung noch so, dass die Gruppen zwar dicht beieinander liegen, dass sie sich aber immerhin noch deutlich voneinander abgrenzen. Immerhin würden diese Fälle bei blosser

Berücksichtigung der Erkrankungsdaten als eine grosse Gruppe imponieren. Es zeigt sich hier die später noch eingehender zu besprechende Erscheinung der „Gruppenreihung".

Während Abb. 7 zeigen sollte, dass die Temperaturdifferenz nicht das letzhin Entscheidende ist bei der Auslösung von Krankheitsfällen, lassen sich ebenso Fälle finden, in denen der *Luftkörperwechsel unter nur geringsten Druckschwankungen* erfolgt. *Das Wesen einer Zyklone besteht eben nicht in einer mächtigen Druckdifferenz gegen die ihr folgende Antizyklone,* auch die Druckschwankung ist nur Symptom, nicht Maßstab für meteorisches Geschehen. Ein solcher Fall ist in Abb. 9 wiedergegeben.

Das Beispiel von Abb. 9 gibt ebenso wie Abb. 6 die Wirkung von „*Polarluftstaffeln*" wieder. Es wurde oben schon erwähnt, dass jeder Luftkörper in wenigen Tagen einer Lagerung über einer

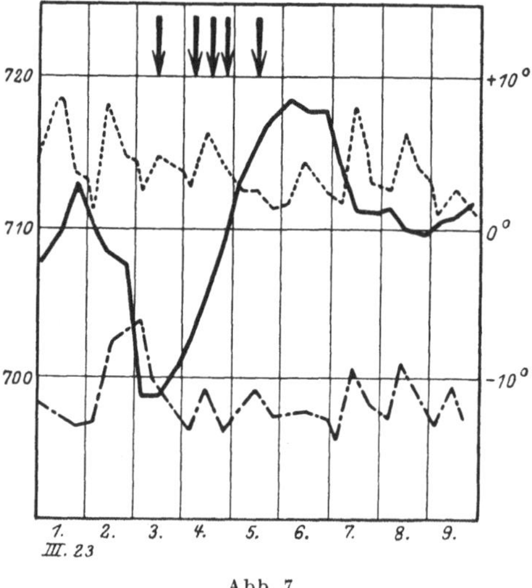

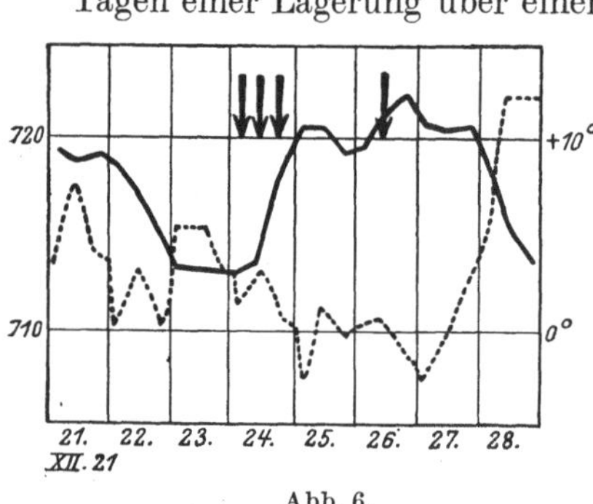

Abb. 6.

Abb. 7.

Zu Abb. 6. Am 24. Dezember 1921 erfolgt ein *typischer Kaltfronteinbruch*, die Temperaturen sinken ab, Barometer steigt stark an. Am 26. folgt eine weitere *Kaltluftstaffel* nach, die mit einem nochmaligen Temperaturrückgang und fast völligem Ausbleiben der Mittagserwärmung und mit nochmaligem Druckanstieg beantwortet wird. Drei Croupfälle am 24. ein weiterer am 26. Dezember.

Zu Abb. 7. Nach einer Warmfront am 2. März 1923 erfolgt am 3. ein neuer *Kälteeinbruch*, der zu starkem Druckanstieg führt; die Mittagszacken der Temperatur fehlen ganz. Fünf Croupfälle innerhalb 3 Tagen.

bestimmten Gegend physikalisch altert, d. h. seine Eigenschaften ändert. Dringen nun neue „junge" Luftmassen ein, so sind dieselben physikalisch mit den alten nicht mehr identisch und sie grenzen sich deshalb in neuen Unstetigkeitsschichten von den alten ab.

Eine weitere, gar nicht selten bei Croup, viel häufiger aber bei anderen meteorotropen Krankheitserscheinungen auftretende Erscheinung ist das Vorkommen der Krankheitsfälle dicht *vor* dem

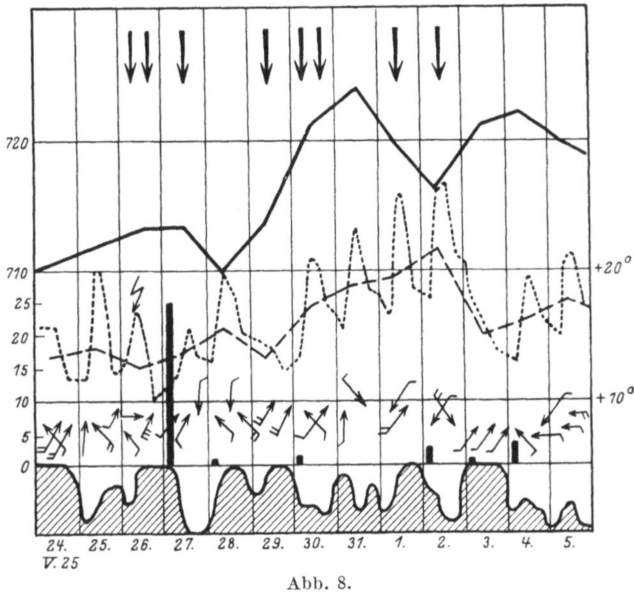

Abb. 8.

Zu Abb. 8. Dreimaliger Kaltlufteinbruch in kurzen Zeitabständen: 1. Am 26./27. Mai 1925 zeigt sich der Kaltlufteinbruch an der Temperatur nur wenig (nächtlicher Rückgang trotz bedeckten Himmels, also nicht infolge Ausstrahlung), dagegen erfolgt er unter schwerer Gewitterbö mit 24 mm Niederschlagsmenge am nächsten Morgen. (Gleiches auch in Bamberg, Hohenpeissenberg und Zugspitze gemeldet, auf letzterer mit Schneegestöber und 10 cm Neuschnee endigend.) Es handelte sich somit um eine sehr *ausgedehnte Gewitterfront.* 2. und 3. Die Kaltfronteinbrüche am 29. Mai und 3. Juni völlig typisch, der letztere geradezu mit Temperatursturz. Die insgesamt acht Croupfälle dieser Zeit erfolgen gruppenweise im Tempo der Fronten.

Zu Abb. 9. Vom 2./3. Mai 1926 bis zum 7. Mai erfolgt ähnlich wie Abb. 6 ein *schubweises Vorstossen von Polarluft* („*Kaltluftstaffeln*"). Der mit Gewittern einsetzende und dann zu sehr starken Niederschlägen führende Einbruch führt von Temperaturen über 20⁰ bis nahe an Frost (es ist die Zeit der „Eisheiligen"). Mit jeder „Staffel" erfolgt ein Croupfall.

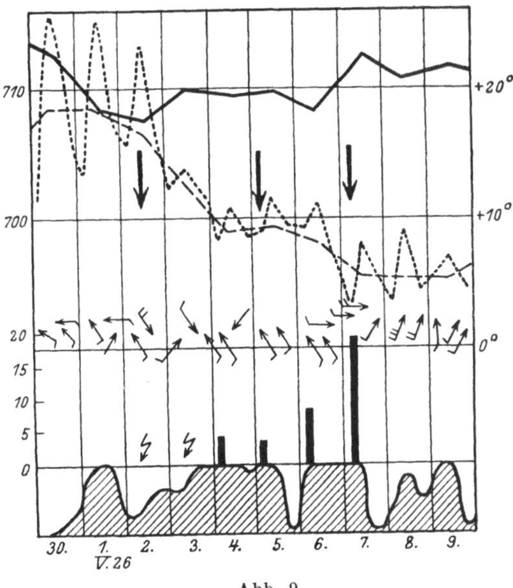

Abb. 9.

Luftkörperwechsel. Zwar dürfen wir uns eine „*Unstetigkeitsschicht*" *der Atmosphäre* niemals als annähernd mathematische Fläche vorstellen, sondern als *eine Schicht von oft vielen Kilometern Dicke.* Aber davon abgesehen treten Krankheitserscheinungen — am typischsten die S. 53 erwähnten Beschwerden wetterempfindlicher Menschen — bereits dicht *vor* dem Eintritt des Ortes in die Unstetigkeitsschicht auf. Abb. 10 soll dafür ein Beispiel geben.

Zum Schluss der Besprechung dieses Typs von Krankheitsauslösung sind in Abb. 11 und 12 *Fälle* angeführt, in denen der *Kaltlufteinbruch jedesmal durch ein auch für den Laien ungemein sinnfälliges Ereignis markiert* war, nämlich durch Gewitterböen, die teilweise zu ganz exorbitanten Niederschlagsmengen führten. (Es mag erwähnt sein, dass ein gewöhnlicher Regentag etwa 10 mm Niederschlagsmenge bringt [vgl. bei den Erläuterungen zu den Abbildungen S. 23]. Dies Ereignis wiederholte sich in zwei Monaten sechsmal und führte jedesmal zum Auftreten von Croup. *Hier liegt das vor, was man gemeinhin als „Wetterstürze" zu bezeichnen pflegt.* Ihre krankheitsauslösende Wirkung ist, wie aus späteren Angaben aus der Literatur hervorgeht, wiederholt aufgefallen.

Überblicken wir die bisherigen Feststellungen, so zeigt sich, dass ein *ausgesprochenes zeitliches Zusammenfallen der Häufung von Kehlkopfcroup mit dem*

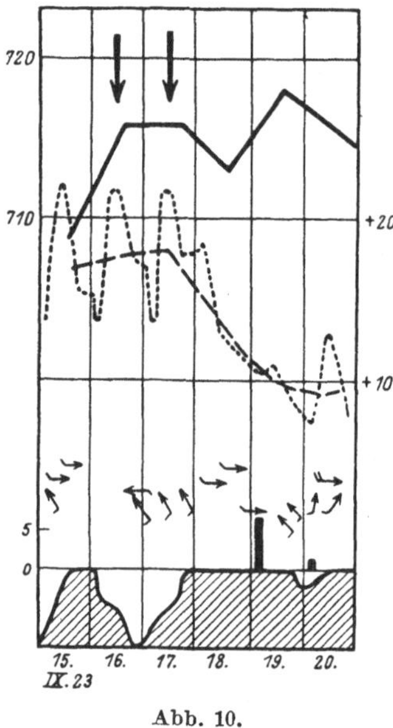

Abb. 10.

Zu Abb. 10. Am 18. September 1923 *typische Kaltfront* mit Temperatursturz, dicht vor ihrem Eindringen zwei Croupfälle. Diese Gruppe ist völlig analog der Gruppe 3 in Abb. 8.

Andringen oder Einbrechen polarer Luftmassen erfolgt. Der Verlauf der meteorologischen Elemente war in den Beispielen teilweise ein äusserst typischer und gleiche Bilder wiederholten sich in meinem Materiale in Dutzenden von Fällen. Es zeigte sich aber auch, dass für die Krankheitsauslösung weder die barometrische Schwankung als solche, noch vor allem ein Temperaturrückgang vorhanden zu sein braucht. Der Luftkörperwechsel, oder noch allgemeiner gesprochen, *der Durchzug einer atmosphärischen Unstetigkeitsschicht ist das Entscheidende,* gleichgültig ob die ankommenden Luftmassen eine Abkühlung oder ein Gleichbleiben der Temperatur bringen.

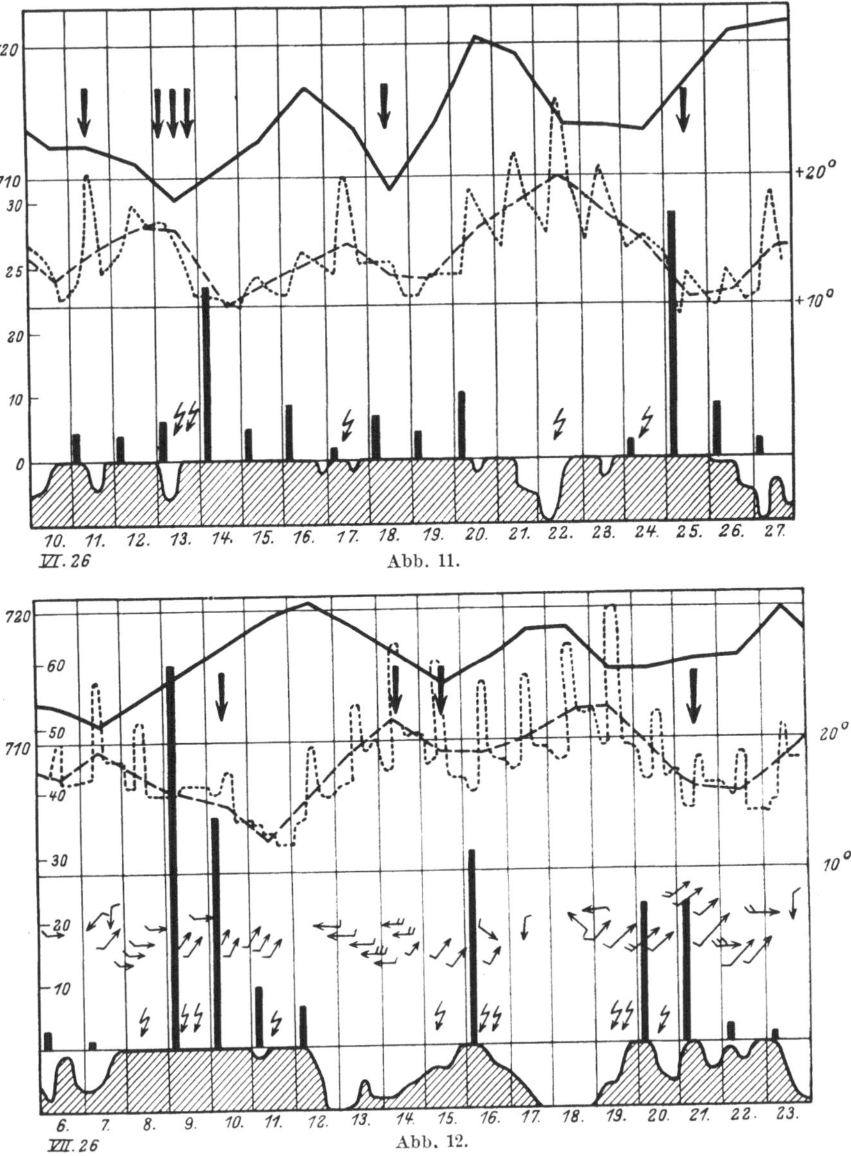

Abb. 11.

Abb. 12.

Zu Abb. 11 und 12. Im Juni und Juli 1926 erfolgen unter sechsmaligen *Gewitter-böen*, die bis zu maximalen Niederschlagsmengen von 60 mm führen. die (im Sommer an sich seltenen) Croupfälle.

NB. Die Kaltfront vom 15. Juli ist am Temperaturgang Münchens allein nicht ersichtlich, dagegen ist sie auf der Zugspitze sehr typisch. Diese Messungen wurden nicht eingezeichnet. Sie betrugen zu den Ablesungszeiten am 14. Juli 4,0 — 7,2 — 3,6°, am folgenden Tage dagegen 2,7 — 2,9 — 1,6°, also deutlicher Temperaturabfall mit Ausbleiben der Mittagserwärmung. Es handelt sich hier um eine noch S. 33 zu besprechende Okklusionserscheinung.

Die *Gründe, warum der Kaltfronttypus vorangestellt wurde*, sind verschiedene. Einmal steht die Zahl der Croupfälle infolge Polarlufteinbruchs zahlenmäßig wohl an der Spitze (vgl. S. 47). Des weiteren aber ist die Auslösung dieser Gruppen (und Einzelfälle) durch einen Witterungsfaktor oft, wenn auch keineswegs immer, sehr sinnfällig. Schon an meinem Würzburger Material war mir das aufgefallen. Der Einbruch einer Kaltfront, etwa gar als Regenbö oder Gewitterbö mit dem plötzlichen Anschwellen der Windgeschwindigkeit bis zu schwerstem Sturm, der zuweilen folgende Kälteeinbruch, all das sind Ereignisse, die sich unmittelbar einprägen. Das sind die „*Wetterstürze*“, von denen, wie erwähnt, in der Literatur da und dort die Rede ist. Ich habe diesen *Ausdruck* absichtlich im allgemeinen vermieden, weil er — abgesehen von einer gewissen Vieldeutigkeit — *begrifflich zu eng* ist und weil er andererseits die Meinung aufkommen liesse, es müssten immer solche „Wetterstürze“ oder doch diesen für den Laienbeobachter sehr ähnliche Vorkommnisse sein, die zu Gruppenfällen von Krankheiten führen.

Wir werden in den nun folgenden Abschnitten gerade Einflüsse kennen lernen, die sich von der Vorstellung eines „Wettersturzes“ mehr und mehr entfernen und vielfach gar nichts mehr mit solchen Ereignissen gemeinsam haben, wenn man die Bezeichnung „Wettersturz“ nicht in einem weitesten Sinne auffassen will und sie übertragen will auf Vorgänge, die der Laie niemals als Wettersturz ansprechen würde.

2. Die Krankheitsfälle auf der Zyklonvorderseite.
(Beim Eindringen von Tropikluft.)

Nach dem auf S. 21 Gesagten haben wir auf der Zyklonvorderseite, also beim Eindringen von Tropikluft zu erwarten: Temperaturanstieg und fallenden Druck. Auch hier ist der Temperaturgang zunächst wieder das Charakteristische, das Tagesmittel steigt. Gegenüber dem Kaltlufteinbruch erfolgt das Eindringen tropischer Luftmassen im allgemeinen weniger stürmisch und schlagartig. Trotzdem finden sich — vielleicht ein wenig seltener als beim Kaltlufteinbruch — vielfache *Beispiele, dass auch dieser Luftkörperwechsel auf der Warmfront mit dem Auftreten von Croupfällen* zusammentrifft.

Liefern die ersten beiden Beispiele dieser Gruppe wieder Belege für die Belanglosigkeit barometrischer Schwankungen hinsichtlich der Krankheitsauslösung, so ist es gerade hinsichtlich des Kehlkopfcroups, den man so gerne mit einer „Erkältung“ in Verbindung bringt, sehr interessant, dass selbst plötzliche Tauwetterumschläge die Fälle auslösen können. Schon früher wurde die Belanglosigkeit des Temperaturgangs erkannt, jetzt sehen wir nicht nur eine Bestätigung, sondern auch die *Tatsache, dass nicht etwa ein bestimmter Luftkörper für die Krankheitsauslösung maßgebend ist.*

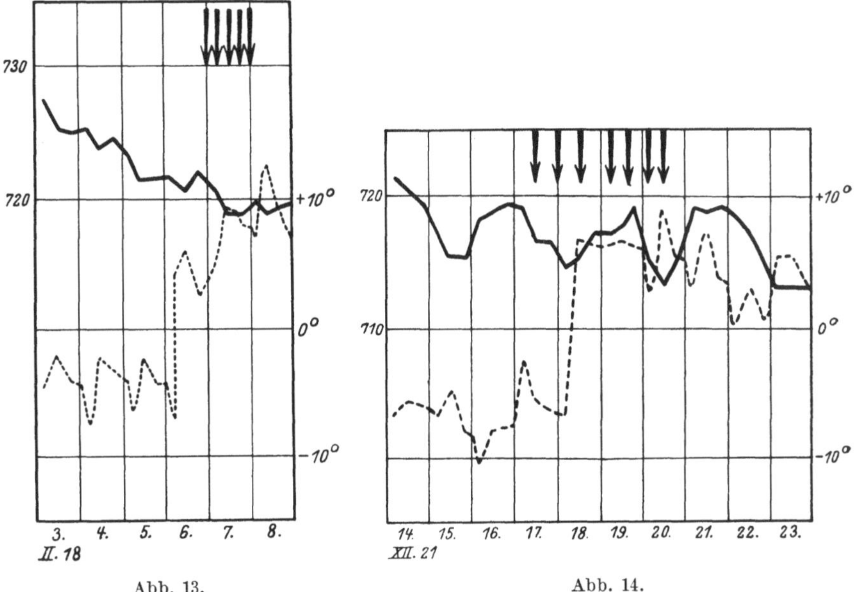

Abb. 13.   Abb. 14.

Zu Abb. 13. Am 6./7. Februar 1918 *typische Warmfront;* aus einer längeren Frostperiode erfolgt plötzlicher *Wettersturz* zu Tauwetter. Im Verlauf von 36 Stunden fünf Croupfälle. Man beachte den allmählichen und geringe Ausmaße betragenden Druckfall.

Zu Abb. 14. Dicht um den 18. Dezember 1921 mit plötzlich einsetzendem Tauwetter durch Einbruch von Tropikluft (*Warmfront*) gruppieren sich sieben Krankheitsfälle.

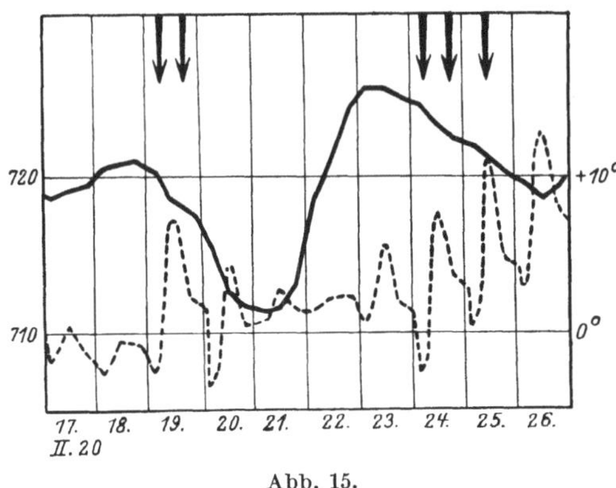

Abb. 15.

Zu Abb. 15. Am 19. und am 23./24. Februar 1920 setzt plötzlich unter Druckfall auf der *Zyklonvorderseite* der Einbruch von Tropikluft ein. In jedem Falle eine Gruppe von Krankheitsfällen.

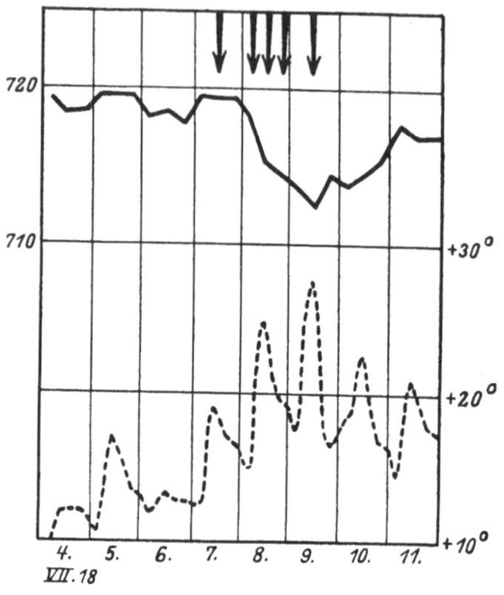

Abb. 16.

Zu Abb. 16. Nach mehrfachen leichten Kaltlufteinfällen (3., 4. und 6.) Juli 1918 setzt am 7./8. das Eindringen von Tropikluft auf einer *Zyklonvorderseite* ein. Das Barometer fällt. In dieser Zeit fünf Croupfälle.

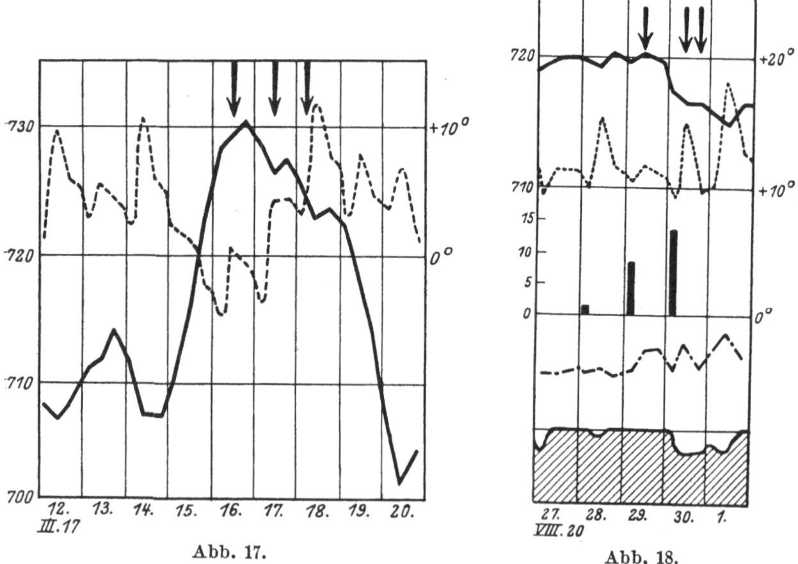

Abb. 17.   Abb. 18.

Zu Abb. 17. Nachdem am 15. März 1917 ein starker Polarlufteinbruch mit starkem Druckanstieg und Temperaturrückgang erfolgt war, rückt mit dem 17. eine neue *Depression* unter Druckfall und rascher Erwärmung ein. Gruppe von drei Fällen.

Zu Abb. 18. Vom 19. bis 21. August 1920 Eindringen einer *Warmfront* mit typischem Druckfall, aber nur leichter Erwärmung sowohl in München wie auf der Zugspitze. Sehr typisch in diesem Fall der „*Aufgleitregen*". In dieser Warmfront drei Croupfälle.

3. Die Krankheitsfälle unter den Fronten „okkludierter Zyklonen".
(Ohne einen Luftkörperwechsel am Erkrankungsort.)

Die Analyse der meteorischen Vorgänge zur Zeit der Bildung von Gruppenfällen einer Krankheit erschien in den bisherigen Fällen ziemlich leicht. Scheidet man aus einem grösseren Material diese Typen aus, so bleibt indes ein sehr erheblicher Rest, bei dem die meteorologische Analyse weitere Daten heranziehen muss, um den meteorischen Vorgang klar zu stellen und insbesondere, um ihn von weiteren, viel selteneren

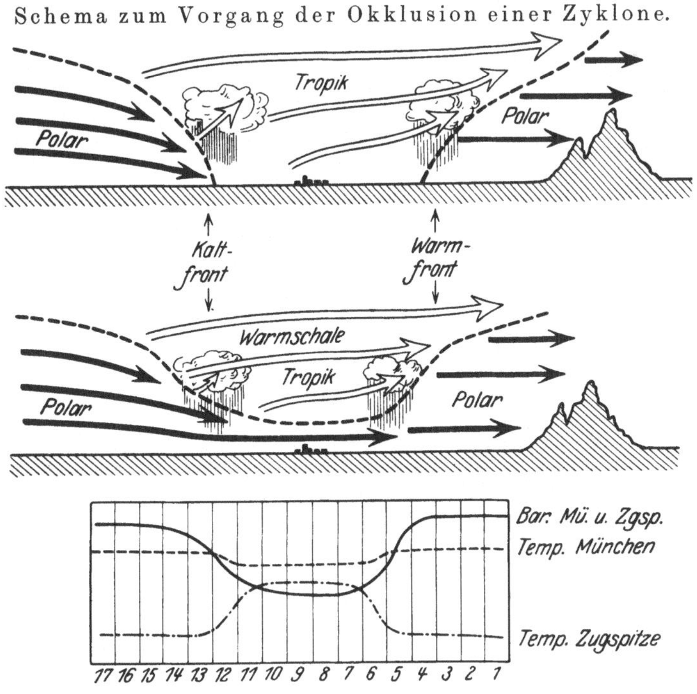

Schema zum Vorgang der Okklusion einer Zyklone.

Abb. 19. (Erklärung im Text.)

Typen abtrennen und unterscheiden zu können. Hierzu sind einige weitere Vorbemerkungen über das Schicksal mancher Zyklonen nötig.

Wir sahen S. 22 und in dem Schema Abb. 1, dass die mit Wucht auf der Rückseite einer Zyklone nachdrängenden Polarluftmassen die Tropikluft unterpflügen und sie teilweise vom Erdboden abheben. Nicht selten erfolgt bis zur Ankunft der Zyklone über dem Kontinent dieser Vorgang in solchem Ausmaße, dass der gesamte Warmluftkern der Zyklone als „Warmluftschale" vom Erdboden abgehoben wird und darunter die Polarluftmassen der Vorder- und Rückseite zusammenstossen, ein Vorgang, der in der Meteorologie als „Okklusion einer Zyklone" geläufig ist. Abb. 19 soll diese Erscheinung schematisch versinnbildlichen.

Auf der Erdoberfläche erfolgt dann, soferne die Polarluft der Vorderseite von jener der Rückseite nicht stärker verschieden ist, keinerlei Luftkörperwechsel und dementsprechend bleibt die Temperaturänderung hier aus, bzw. erfolgt aus noch zu besprechenden Gründen unter Umständen sogar im Gegensinne. Nur der Druckfall und vorübergehende Bewölkung ist natürlich zu beobachten, da die Warmluftschale über der Erdoberfläche in weiter Ausdehnung oft über ganze Länder wegzieht. In solchen Fällen sind die Zyklonfronten also sozusagen in die Lüfte gehoben und man trifft sie sehr häufig dann noch auf Bergstationen; dann aber gelingt eine Analyse von Vorgängen oft erstaunlich einfach, wenn man *Messungen aus grösserer Höhe* heranziehen kann; solche stehen für München in selten günstiger Weise zur Verfügung in den Messungen des relativ nahen Observatoriums auf dem *Zugspitzgipfel* (3000 m ü. d. M.), sowie der Station Hohenpeissenberg (900 m ü. d. M.). In allen nicht von vornherein klaren Fällen habe ich diese Messungen selbstverständlich herangezogen. In Abb. 20 und 21 sind zwei typische Beispiele dieser Art wiedergegeben.

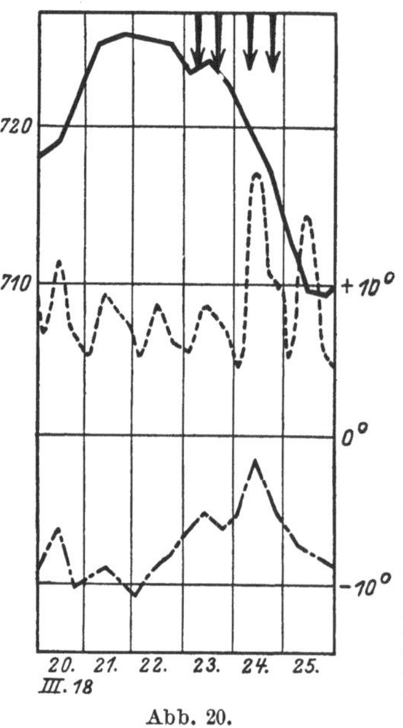

Abb. 20.

Zu Abb. 20. Am 20. März 1918 setzt eine reaktionslos verlaufende Kaltfront ein. In der Folge ändert sich die Temperatur Münchens nicht wesentlich. Die starken Tagesschwankungen am 24. und 25. bedeuten keine eigentliche Erwärmung im Sinne eines Luftkörperwechsels, sie sind lediglich durch stärkere Ein- und Ausstrahlung bedingt, wie schon die jedesmalige nächtliche Abkühlung zeigt (Polarluft ist stark diatherman, vgl. S. 19). Dagegen setzt der *Druckfall für die Vorderseite einer Zyklone* etwa am 23. ein. Die *Warmschale führt auf der Zugspitze zu rascher Erwärmung;* wir haben den *typischen Fall einer okkludierten Zyklone,* deren Warmschale den Zugspitzgipfel noch passiert. Am 23. und 24. zusammen vier Croupfälle.

Sehr häufig findet man nun *beim Passieren der Fronten einer okkludierten Zyklone eine zunächst überraschende Temperaturänderung auf der Erdoberfläche,* nämlich beim Passieren der Warmfront (Vorderseite) eine leichte Abkühlung, beim Passieren der Kaltfront (Rückseite) eine Erwärmung. Da man bei Nichtberücksichtigung (oder Unzulänglichkeit) von Messungen aus grösserer Höhe das Ereignis einem ganz anderen weiter unten noch kurz zu besprechendem Wettervorgang zuzählen könnte, ist auf diese Erscheinung kurz einzugehen.

Zu Abb. 21. Am 30./31. März 1921 typischer Polarfronteinbruch (München und Zugspitze). In München erfolgen dann nur starke Schwankungen der Tagestemperatur. Am 1. April trifft die *Warmschale* einer neuen Zyklone auf dem Zugspitzgipfel ein und führt dort zu erheblicher Erwärmung, gleichzeitig erfolgen in München drei Croupfälle.

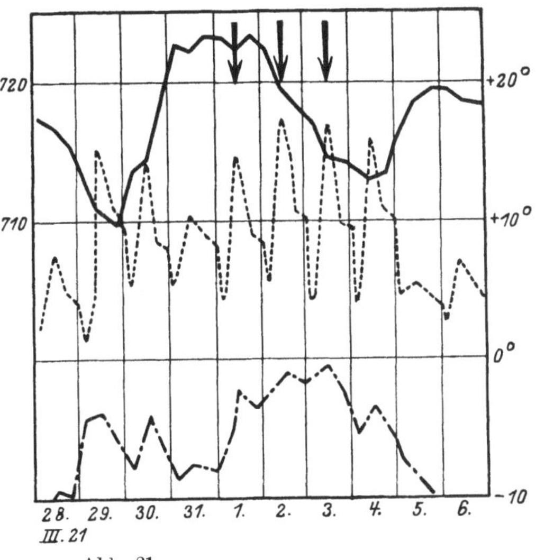

Abb. 21.

Zu Abb. 22. Auf der Kaltfront am 27. Oktober 1918, deren Verlauf sowohl in München wie auf der Zugspitze typisch erfolgt, kommt es zu keinem Krankheitsfall. Auf der Grenze einer ganz wie im vorangehenden Beispiel einsetzenden *Warmschale*, die auf dem Zugspitzgipfel um den 29. Oktober eintrifft, folgen drei weitere Fälle. Man beachte, wie mit der fortschreitenden Erwärmung auf der Zugspitze die Temperatur in München leicht fällt.

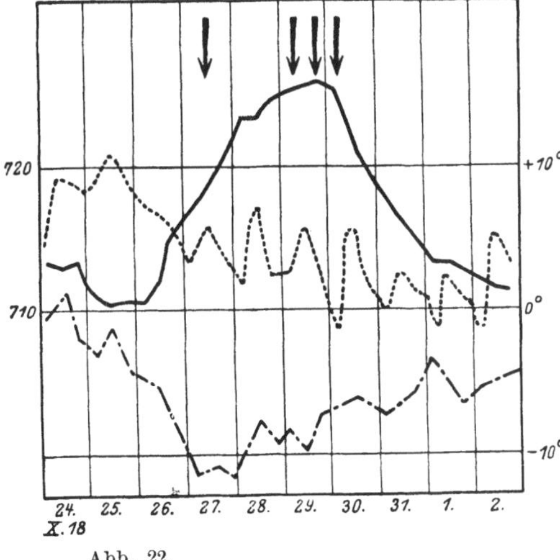

Abb. 22.

Diese *Temperaturänderung* beruht nicht etwa auf einem Luftkörperwechsel, d. h. auf dem Einströmen anders temperierter Luft, sondern geschieht *auf rein „dynamischem Wege"*, indem Luft bei Druckentlastung sich abkühlt, bei Kompression sich erwärmt (*adiabatische Temperaturänderungen*). Erfolgt nun in grösserer Höhe der Einbruch warmer und damit leichter Luftmassen, so werden die darunter liegenden Luftschichten (wie ja auch das fallende Barometer anzeigt) entlastet und müssen sich somit abkühlen. Umgekehrt werden beim Einbruch polarer, kalter Luftmassen (etwa auf der Rückseite einer okkludierten Zyklone, d. h. nach Durchzug der Warmschale) in den oberen Luftschichten die unteren Schichten komprimiert (Barometer steigt) und sie beantworten diese Kompression mit adiabatischer Erwärmung. Zusammenfassend:

Änderung der meteorologischen Elemente beim Durchzug einer Warmschale:

	Vorderseite	*Rückseite*
Luftdruck fällt		steigt
Temperatur oberer Luftschichten steigt		fällt
Temperatur am Erdboden unverändert oder fällt		unverändert oder steigt

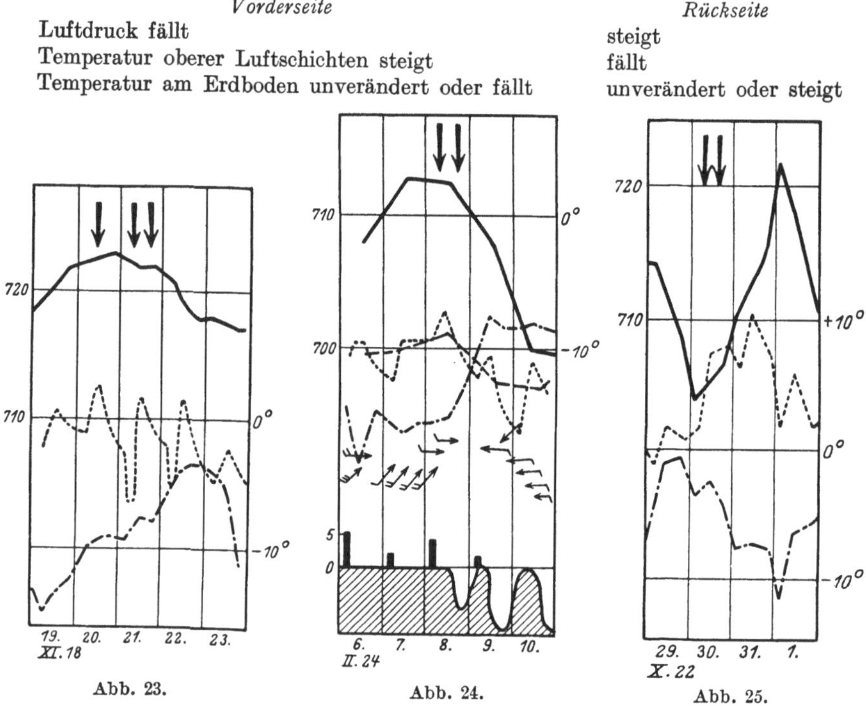

Zu Abb. 23. Dicht im Ansetzen des Druckfalles am 20./21. November 1918 und mit einsetzender Warmluftzufuhr auf der Zugspitze und Absinken der Temperatur in München *(Vorderseite einer Warmschale)* erfolgen drei Krankheitsfälle.

Zu Abb. 24. Mit Einsetzen der typischen *Warmschale* am 8. Februar 1924 erfolgen zwei Erkrankungen. In München fällt nur der Aufgleitregen, recht typisch auch der Umschlag der Windrichtung.

Zu Abb. 25. Die Zugspitztemperatur vom 29. Oktober 1922 kam fast jener von München gleich, fällt dann aber rasch ab, d. h. es mussten in dieser Höhe sehr *kalte Luftmassen* eingebrochen sein, was die unteren Luftschichten mit einer starken Erwärmung beantworten. Zwei Krankheitsfälle. Man beachte dabei den starken Druckanstieg und den hier geradezu spiegelbild-symmetrischen Verlauf der Temperaturkurven von München und Zugspitzgipfel.

In Abb. 22, 23 und 24 sind weitere *Beispiele* für die Krankheitsauslösung beim *Durchzug der Vorderseite*, in Abb. 25 für den *Durchzug der Rückseite einer Warmschale* wiedergegeben, in denen die adiabatische Temperaturänderung der tieferen Luftschichten deutlich zutage tritt.

Da sich alle bisher beschriebenen Vorgänge in der Troposphäre der Erde, also in einer etwa 9 km hohen Luftschicht abspielen, kann bei der Okklusion einer Zyklone auch der Fall eintreten, dass die Warmschale bereits oberhalb unserer Gebirgskämme sich befindet. In solchen Fällen bleibt dann nur der Barometersturz, während die Temperatur keine wesentliche Änderung er- fährt. Ein mutmaßliches Bei- spiel dieses ziemlich seltenen Vorkommnisses sei noch ange- fügt (Abb. 26).

Zu Abb. 26. Hier weist nur der stark fallende Druck am 17./18. Fe- bruar 1924 auf die wahrscheinliche Vorderseite einer Zyklone. Die Temperatur ändert sich in München kaum und bleibt auch auf der Zug- spitze (nicht eingezeichnet) gleich. Sehr deutlich ist der Umschlag der Windrichtung. Über Westeuropa zieht eine Tiefdruckfurche. Aus der Luftdruckverteilung ist nach Mitteilung der Landeswetterwarte München der Druckfall nicht er- klärlich. Vier Croupfälle in dichter Folge.

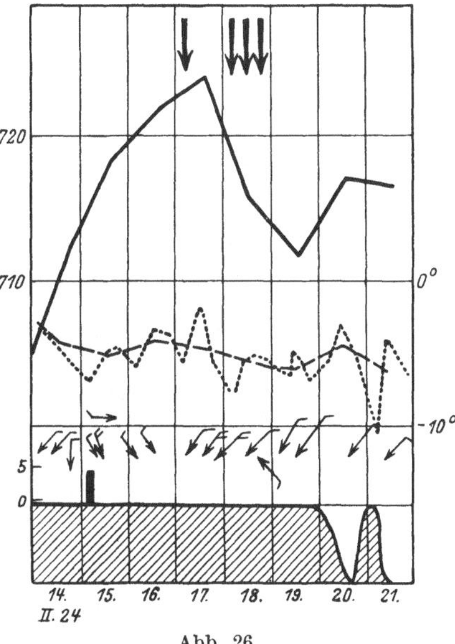

Abb. 26.

4. Fälle an der Grenzschicht des kontinentalen osteuropäischen Hochs.

Nur anhangsweise sei eine weitere Grenzschicht polarer Luftmassen hier erwähnt. Über Osteuropa und dem nördlichen asiatischen Kontinent befindet sich ein sehr *konstantes Hochdruckgebiet*, das aus *polarkontinen- talen Luftmassen* aufgebaut ist. *An der Grenze* dieses Luftkörpers befindet sich ebenfalls *eine Unstetigkeitsschicht*, mit der er sich gegen benachbarte Luftmassen anderer physikalischer Eigenschaften abgrenzt[1]. Dieses osteuropäische Hoch dringt zuweilen bis nach Mitteleuropa vor, seine Grenzschicht geht dann über das hier untersuchte Gebiet (München) hinweg. Diese Ereignisse sind zahlenmäßig viel seltener, wie die bisher behandelten. Gleichwohl besitze ich in meinem Material eine Anzahl von Beispielen, wo mit dem Durchzug dieser Unstetigkeitsschicht Gruppenfälle auftraten. Ich führe hier nur einige völlig gesicherte Beispiele in nachfolgender Tabelle an.

---

[1] Die Wirkung dieser Schicht ist an Wetterkarten vielfach sehr schön zu ver- folgen, wenn vom Westen kommende Zyklonen gegen sie stossen und nach Nord- osten (meist über Skandinavien) abprallen.

Datum	Zahl der Fälle	Meteorischer Vorgang
2. Nov. 1917	3	im Vordringen ⎫ des kontinentalen Hochs
4./5. Nov. 1917	3	dicht vor dem Zurücktreten ⎭
2./3. Okt. 1918	2	gleichzeitig mit dem Vorstoss des russischen Hochdruckrückens bis zur Schweiz
26. Okt. 1920	3	mit dem Vorstoss kontinental-polarer Luft von Osten

Die Wirkung dieser Schicht wäre noch im einzelnen an dem Material östlicher Städte, wo diese Vorgänge sich häufiger abspielen, zu untersuchen.

β) Die durch Auswirkung der Äquatorialfront ausgelösten Krankheitsfälle.

Wenn bisher von den Vorgängen an der Polarfront an erster Stelle die Rede war, so geschah das einmal, weil diese Verhältnisse für unser Gebiet entsprechend seiner Lage eine sehr entscheidende Bedeutung

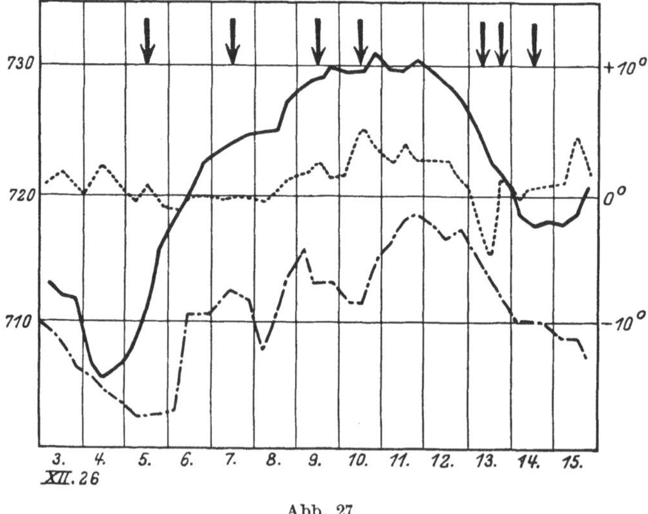

Abb. 27.

Zu Abb. 27. Vom 5. bis 11. *Dezember 1926 erfolgt ein Vordringen des Azorenmaximums in hohen Schichten mit starkem dynamischen Temperaturanstieg in den unteren Schichten* (Troposphäre), vor allem auf der Zugspitze (Anstieg von — 18,6° auf — 1,2°). *Das Vordringen* erfolgt, wie gerade an diesem Temperaturgang ausgeprägt, *ruckweise*, im gleichen Rhythmus erfolgen vier Croupfälle. Der Vorgang erinnert an die Abb. 9 gezeigten „Kaltluftstaffeln" hinsichtlich seiner Wirkung.
  Am 12./13. beginnt das rasche *Zurücktreten der Äquatorialfront mit Druckfall und Abkühlung. Hier Gruppe von drei Fällen.*

haben, des weiteren aber auch, weil diese Vorgänge besonders gut
studiert und klargestellt sind. Die Polarfrontänderungen sind aber vor
allem nach den Untersuchungen von SCHMAUSS (des Leiters der Landeswetterwarte München) nicht die allein maßgebenden meteorischen
Einflüsse in unserem Gebiet. Zu ihnen kommt vor allem für Süddeutschland ein weiterer Einfluss. Am Südrand der gemäßigten Breiten, vor
allem *im Azorengebiet* befindet sich *ein subtropischer Hochdruckgürtel*,
an welchem ein fortwährendes Vorbeistreichen und fortwährender
Anprall jener vom Westen kommenden Depressionen erfolgt, von denen
im vorhergehenden stets die Rede war. *Auch die Grenze dieses Hoch-*

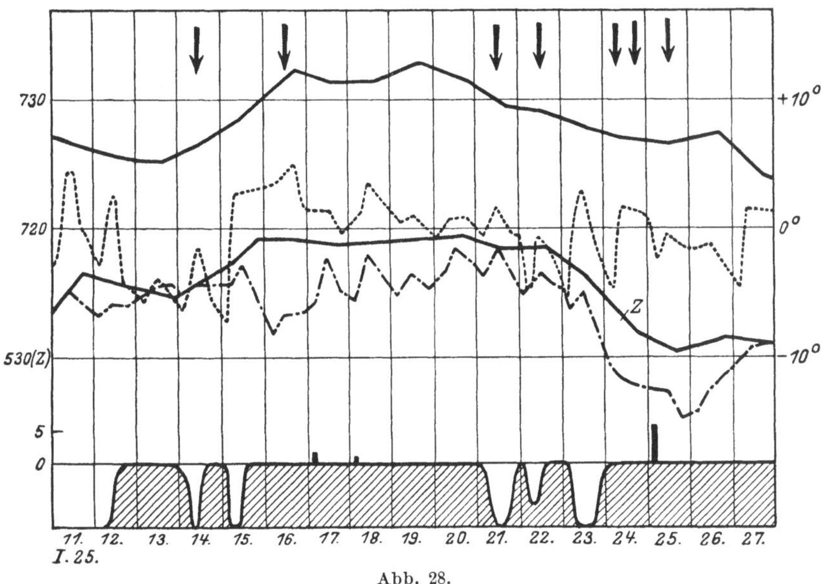

Abb. 28.

Zu Abb. 28. Am 15. Januar 1925 setzt in München eine Erwärmung ein, die
wir bisher eigentlich nur von Warmfronten kennen. Dabei ist aber der Barometerstand in leichtem, gleichmäßigem Anstieg. Es handelt sich um dynamische
Wirkungen durch das Eingreifen *subäquatorialer Luftmassen* (Äquatorialfront).
Die Zugspitze bleibt weiterhin ebenfalls warm (zwischen — 5 und 0⁰). *In diesem
Vorstoss zwei Fälle.* Ab 23. Januar rascher, besonders auf der Zugspitze deutlicher
Temperaturfall (der mittlere Barometerstand der Zugspitze wurde auch als aus-
gezogene, mit „Z" bezeichnete Linie eingezeichnet, um zu zeigen, wie er auch hier
ganz parallel mit der Temperatur fällt). *Dicht vor und in diesem Zurücktreten der
Äquatorialfront insgesamt fünf Krankheitsfälle.*

druckgürtels verhält sich — ganz analog der Polarfront — „wie eine
elastische Wand", welche auf die vorbeistreichenden Depressionen mit
wellenförmigen Ausbauchungen und Einbuchtungen reagiert (SCHMAUSS).
Für diese „Wand" hat SCHMAUSS die Bezeichnung „Äquatorialfront"
in Analogie zur Polarfront eingeführt und die Vorgänge an ihr studiert.

Ihre wellenförmigen Veränderungen erfolgen zumeist in der über der Troposphäre gelagerten „*Substratosphäre*", also in einer Höhe von etwa jenseits 9—10 km über der Erdoberfläche[1]. Das Studium dieser Vorgänge geschah vor allem mit Registrierballonaufstiegen. Auf Einzelheiten ist hier nicht einzugehen. Es interessiert nur soviel: *Das äquatoriale System ist unten warm, oben relativ kalt. Erfolgt in der Substratosphäre ein Übergreifen dieser äquatorialen Luftmassen auf unser Gebiet, so kommt es in den betreffenden Schichten zur Abkühlung und damit auf dynamischem Wege in der darunter liegenden Troposphäre zu Druckanstieg und Temperaturanstieg* (ich erinnere hier an einen ähnlichen in Abb. 25 gezeigten

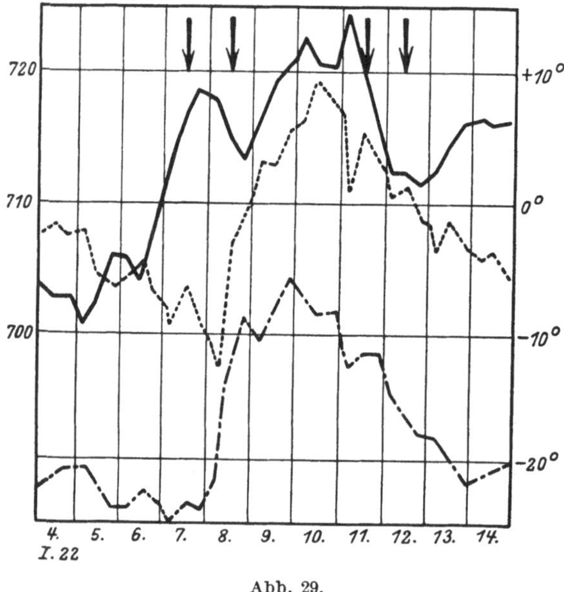

Abb. 29.

Zu Abb. 29. Am 5. bis 7. Januar 1922 erfolgt Einbruch polarer Luftmassen mit Druckanstieg, am 8. *erfolgt ein starker Vorstoss der Äquatorialfront* mit enormer Erwärmung der unteren Luftschichten und erneutem Druckanstieg. Gleichzeitig zwei Krankheitsfälle.

Am 11. *die gegenteilige Bewegung* einsetzend, Barometer und Temperatur fällt stark, — zwei weitere Fälle.

Vorgang hinsichtlich der Temperatur). *Beim Abziehen der äquatorialen Störung erfolgt das Umgekehrte, es kommt zu Druck- und Temperaturfall.* An diesem, dem Verhalten von Depressionen gerade entgegengesetzten Verlauf der meteorologischen Elemente können diese Vorgänge in vielen

---

[1] Die Grenze zwischen Troposphäre und Substratosphäre ist der Abstand von der Erdoberfläche, für welchen die mittlere Jahrestemperatur Null herrscht.

Fällen erkannt werden. In den Wetterberichten erscheinen diese Einbrüche der Äquatorialfront meist unter der Bezeichnung eines *„Übergreifens des Azorenmaximums auf den Kontinent"*.

Ich habe mehrfache Beispiele dafür, wie auch der *Einbruch aus dieser Äquatorialfront sowohl bei seinem Vor- wie Zurückweichen zum Auftreten von Croup führen kann.* Hierfür einige Belege (Abb. 27—30).

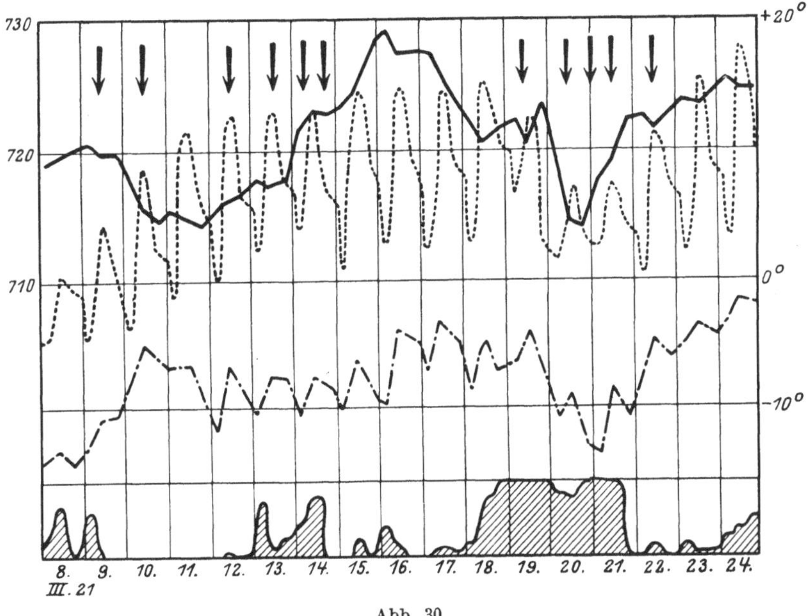

Abb. 30.

Zu Abb. 30. Am 9./10. März 1921 typische Warmfront, die sowohl in München, als vor allem auf der Zugspitze sich deutlich kundgibt. Zwei Krankheitsfälle in der vom vorigen Abschnitt bekannten Weise.

Dicht darauf *rascher Neuaufbau des* (schon Anfang März bestandenen) *Azorenmaximums* mit leichter Erwärmung und Druckanstieg. Vier Krankheitsfälle.

Vom 18. bis 20. wird *in dieses Azorenmaximum eine Bresche* gelegt, indem eine nach den Wetterkarten nordsüdlich verlaufende „*Tiefdruckrinne*" mit ozeanischen, feuchtkühlen Winden unsere Gegend passiert (beachte auch die sofortige und nur ganz vorübergehende völlige Bedeckung des bisher klaren Himmels). Mit dem 21. März rascher Neuaufbau des Azorenmaximums. *In diesem Einbruch erfolgen fünf Krankheitsfälle.*

γ) Die „Gruppenreihung" und „Gruppenmischung".

In den im vorstehenden erläuterten Gruppen I. Ordnung kommt der Zusammenhang mit meteorischen Vorgängen in so eindeutiger Weise zum Ausdruck, dass man sie als die „reinen Typen" ansprechen kann. Sie sind zahlenmäßig durchaus nicht selten, schon die wenigen, in meiner ersten Arbeit verwendeten Würzburger Fälle boten Beispiele dafür. Für die Analyse weiterer Fälle hat man sich diese „reinen Typen“ gegenwärtig zu halten. Man findet für weitere Gruppen dann ungezwungen den Zusammenhang mit dem auslösenden meteorischen Ereignis. Diese Gruppen liegen nur mehr in zweierlei Richtung, die ich kurz bezeichnen möchte als jene der „*Gruppenreihung*“ und jene der „*Gruppenmischung*“, wobei die letztere aus der ersteren sich ableitet. Bei der Gruppenreihung handelt es sich um den Vorgang, dass ein rascher Wechsel von Fronten immer neue Gruppen auslöst, solange hinreichend viele Empfängliche vorhanden sind. So entstehen in rascher Folge der Krankheitsfälle durch einfache Reihung die schon S. 27 erwähnten „Gruppen II. Ordnung“. Sie können, soferne der Frontwechsel nicht allzu rasch erfolgt, noch deutliche *zeitliche „Caesuren“* aufweisen. Zu den schon in Abb. 8 und 15 gegebenen Beispielen aufeinanderfolgender Kaltfronten bzw. Warmfronten füge ich hier in Abb. 31 nur ein weiteres, *oft* zu beobachtendes Beispiel an.

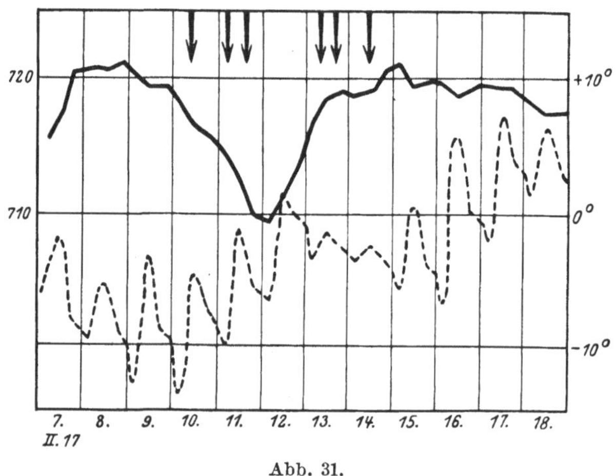

Abb. 31.

Zu Abb. 31. Das Beispiel zeigt in sehr anschaulicher Form die „Gruppenreihung“. Die ersten *drei Fälle* liegen *auf typischer Warmfront*, die letzten drei *geradezu spiegelbild-symmetrisch und durch einen freien Tag getrennt auf der rasch nachfolgenden Kaltfront.* In diesem Falle hat also die rasche Aufeinanderfolge von Warm- und Kaltfront, der rasche Durchzug der Zyklone zu zwei kleinen Gruppen I. Ordnung geführt, die zusammen als grössere Gruppe II. Ordnung imponieren. Vgl. dazu auch noch Abb. 22.

Von hier ist nur mehr ein kleiner Übergang bis zum *Verschwinden der Caesur*, wo durch den raschen Frontwechsel die Fälle mehrerer Fronten sich unmittelbar folgen. So können als einfachster Fall kleine Mischgruppen entstehen. Kommen etwa an einem Tag drei Croupfälle zur Beobachtung und erfolgte am Vortag ein Kaltfrontdurchzug, am folgenden Tag ein Warmfrontdurchzug, oder umgekehrt, so wird man nicht mehr entscheiden können, welcher Front die Fälle zuzuzählen sind. In weiteren, etwas grösseren Gruppen gleicher Art ist es dann nicht mehr möglich, die Caesur aufzufinden, wofür ich ein Beispiel anführen möchte (Abb. 32).

Zu Abb. 32. Der krankheitsauslösende Durchzug von Fronten erfolgt hier in umgekehrter Reihenfolge wie in voriger Abbildung. Auf die Kaltfront einer abziehenden Zyklone (8./9. Januar 1918), in der die ersten Fälle auftreten, baut sich für ganz kurze Zeit eine Antizyklone (Hochdruck) auf die sofort, von der Warmfront einer neuen Zyklone verdrängt wird. Letztere bringt von neuem Krankheitsfälle. *Hier ist durch die Schnelligkeit des Wechsels und die Zahl der Fälle eine Grenze, eine Cäsur zwischen den Erkrankungen auf der Rückseite der ersten Zyklone und der Vorderseite der zweiten Zyklone bereits verwischt.*

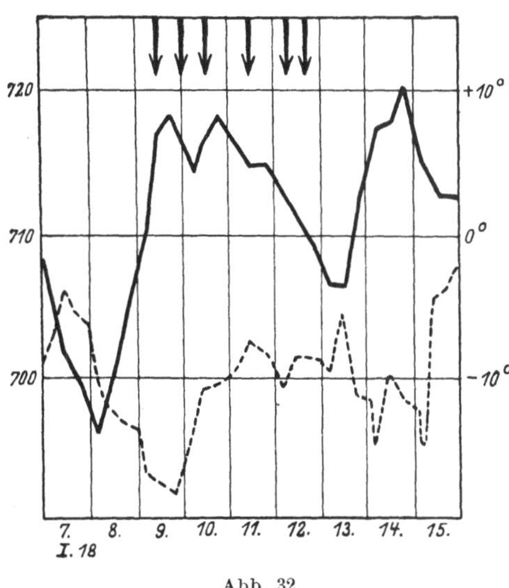

Abb. 32.

Gleiches erfolgt oft bei der Reihung sehr stark besetzter Gruppen I. Ordnung, d. h. von Gruppen mit fünf und mehr Fällen. Will man solche analysieren, so tut man gut, sich der gebräuchlichen *Ausgleichsrechnung* zu bedienen, welche die zufälligen Ungleichmäßigkeiten des Materials möglichst beseitigt. Diese Ungleichmäßigkeiten kommen dadurch zustande, dass wir den Erkrankungstermin nach einem bestimmten Datum festlegen müssen, also willkürliche Zeitstufen von je 24 Stunden verwenden, während doch der Zeitablauf und die Witterungsänderung „stetig" erfolgen. Das gleiche Verfahren ist anzuwenden bei der Untersuchung von Krankheiten, die an sich schon häufig sind, deren Vorkommen aber schubweise zunimmt (s. später).

Die Ausgleichsrechnung geschieht nach folgender einfachster Rechnung: Die Dichte D der Krankheitsfälle für einen Tag a beträgt

$$D = {}^1/_4 \cdot (Z_{a-1} + 2 \cdot Z_a + Z_{a+1})$$

wo Z_a die Zahl der Fälle am Tage a,

Z_{a-1} die Zahl der Fälle am Vortage von a,

Z_{a+1} die Zahl der Fälle am Nachtage von a bedeutet.

Man sieht dann, dass an manchen Tagen ausgesprochene *Dichte-Maxima* auftreten, dass sich die Fälle nach bestimmten Terminen hin zusammendrängen. Diese Dichte-Maxima fallen dann meist typisch zusammen mit dem Durchzug einer Unstetigkeitsschicht.

Das eindruckvollste Beispiel dieser Art zeigte in meinem Material der Dezember 1917 mit *23 Croupfällen* vom 9. bis 22., also *in 13 Tagen.* In dieser kurzen Zeit erfolgten fünf Störungen, welche sich sehr stark an den meteorologischen Elementen auswirkten und zum Teil Kombinationen von Polar- und Äquatorialfront zugehören. Vom 11. bis 22. Dezember läuft die nach obiger Formel pro Tag berechnete Croupdichte nahezu parallel den sich in der starken Temperaturbewegung auf der Zugspitze spiegelnden Störungen.

Das letztere Beispiel zeigt, dass im Einzelfall zuweilen sehr komplizierte Verhältnisse auftreten können, deren Analyse dann nicht mehr im Detail möglich ist. Solche Kombinationen entstehen nicht nur durch raschen Warm-Kaltfrontwechsel, sondern auch durch Zusammenwirkung von Polar- und Äquatorialfrontstörungen.

Aber auch dann, wenn etwa das beobachtete Gebiet von zwei Depressionen gleichzeitig in Mitleidenschaft gezogen wird (etwa von einer westeuropäischen und einer über die Alpen vordringenden Mittelmeerdepression), kommt es zu Störungen, welche Gruppen auslösen können, wofür ich Beispiele besitze. Sie verschwinden zahlenmäßig freilich ganz gegenüber den besprochenen.

Hier wäre auch noch einiger Störungen zu gedenken, welche zahlenmäßig nur wenige Prozent der gesamten Gruppenfälle ausmachen und welche hier nur von kasuistischem Interesse wären. Sie fallen überhaupt erst dann auf, wenn man den nach Abzug der bisherigen Typen verbleibenden „*Rest*" eines grossen Croupmateriales zu analysieren versucht. Für ihre Analyse kommt man mit den bisher kurz umrissenen Kriterien meist nicht mehr aus. Ihre Aufklärung verdanke ich erst freundlichen Mitteilungen von Herrn Hauptobservator Priv. Doz. Dr. A. Huber von der Landwetterwarte in München.

Es wären zunächst zu nennen einige atmosphärische Störungen, welche als Modifikationen der bisherigen Typen anzusprechen sind. Der nur Bruchteile eines Tages beanspruchende Durchzug eines „Polarlufttropfens", d. h. eines abgeschnürten Polarluftteiles führte einmal zu zwei Stenosen. In einigen wenigen Fällen war es der Durchzug von *Tiefdruckrinnen,* die sich nur wenig an den meteorologischen Elementen auswirkten.

Fälle der letztgenannten Art sind dann fast durchweg nur an Hand der Wetterkarten aufzuklären sowie auf Grund detaillierter meteorologischer Analyse. Hier hätten aber solche Fälle schon wegen ihrer Seltenheit nur *kasuistisches Interesse.*

Der Vorgang der „Gruppenreihung" und „Gruppenmischung" ist für das Problem deshalb sehr wichtig, weil im Gebiete West- und Mitteleuropas gar nicht selten Perioden vorkommen, wo tagelang Frontdurchzüge erfolgen oder Unstetigkeitsschichten passieren. In solchen Fällen ist es wie erwähnt unmöglich, eine beobachtete Krankheitshäufung einem ganz bestimmten Ereignis zuzuschreiben. Die Verhältnisse liegen sodann nach dem bisher Dargestellten folgendermaßen: *Die Krankheitsgruppen fallen in Zeiten seltener Frontpassagen,* vor allem beim Durchzug einer Front nach länger konstanter Wetterlage, *stets mit diesem Ereignis zusammen. Man wird danach unter allen Umständen berechtigt sein, Krankheitsschübe in Zeiten stark gestörter Wetterlagen ganz allgemein auf die gleichen Vorgänge zu beziehen.*

Zusammenfassend lässt sich aus dem Bisherigen etwa Folgendes feststellen: **Ganz allgemein gesprochen ist es der Durchzug atmosphärischer Unstetigkeitsschichten, dem eine krankheitsauslösende Wirkung zugesprochen werden muss.**

Es wurde mehrfach darauf hingewiesen, dass der Durchzug dieser Unstetigkeitsschichten zu Wetteränderungen führt, die teilweise sehr sinnfällig sein können („*Wetterstürze*"), teilweise aber nur durch feinere Beobachtung nachweisbar sind. Dass „Wetterstürze" krankheitsauslösend wirken können, ist vielfach beobachtet. Wichtig erscheint demgegenüber, dass auch *viel weniger eindrucksvolle Witterungsänderungen meteorologisch prinzipiell gleiche Vorgänge* darstellen und nach allem Bisherigen gleichfalls krankheitsauslösend wirken können. Für die Fahndung nach meteorotropen Krankheiten ist dadurch ausser der schon erörterten Gruppenbildung ein weiteres Merkmal gefunden: die Beobachtung, dass Wetterstürze die Krankheit auslösen können. Da diese Beobachtung aber bisher nur einen kleineren Teil der Gruppenfälle aufklären konnte, befriedigte sie nicht; die erweiterte Beobachtung auf Durchzug atmosphärischer Unstetigkeitsschichten wird für viele dieser Krankheiten die Wetterabhängigkeit als Tatsache dartun können.

Man könnte nach dem bisherigen an eine Art *Gegenprobe* denken, nämlich an die *Untersuchung von Zeiten vollkommen konstanter Witterung.* Beispiele, dass hier keine Krankheitsfälle vorkommen, wären aber nicht beweisend; denn da die Wirkung der genannten Unstetigkeitsschichten nur im Sinne einer Auslösung gedacht werden kann, könnte ja das Beispiel dadurch vorgetäuscht werden, dass eben keine Empfänglichen vorhanden waren, ganz so, wie auch nicht gelegentlich jedes Frontdurchzuges etwa Erkrankungen beobachtet werden. Beweisender wäre das Verhältnis des Vorkommens von Krankheitsfällen bei wechselnder und bei konstanter Witterung. Zahlenmäßige Angaben sind hier vorerst nicht möglich, einmal weil es zunächst noch nicht möglich erscheint Wetterbegriffe einfach in Zahlen zu fassen — selbst der Durchzug von Fronten wird auf den gebräuchlichen Wetterkarten heute erst von einigen Instituten vermerkt; des weiteren aber, weil ja bei inkonstanter Witterung, d. h. bei häufigem Durchzug von Unstetigkeitsschichten noch lange nicht Krankheitsfälle ausgelöst werden *müssen*, wie oben (S. 16) schon ausgeführt wurde. Nur das *positive* Ergebnis einer Untersuchung genannter Art wäre also überhaupt beweisend.

Dass aber Gruppenfälle akuter Larynxstenosen in Zeiten „konstanter" Witterung ungemein selten sind, ging aus meinem Material sehr deutlich hervor. Ich fand in den untersuchten 12 Jahren tatsächlich nur zwei sichere Beispiele, wo mehrfache Stenosen zu einer Zeit vorkamen, zu der ein Durchzug atmosphärischer Unstetigkeitsschichten aus den meteorologischen Elementen nicht ersichtlich war. Da sie gerade durch ihre Seltenheit Interesse für spätere Untersuchungen bieten könnten, seien sie angeführt. Es sind acht Fälle vom 30. Januar bis 4. Februar 1918 während eines kontinentalen Hochs mit dauernden Ostwinden, allerdings mit plötzlich einsetzender vollkommener Bedeckung des Himmels. Nur Westdeutschland stand in dieser Zeit unter der Wirkung von Depressionen. Weitere fünf Fälle ereigneten sich vom 8. bis 13. März 1918 während eines kontinentalen Hochdruckrückens, der von Russland bis zur Schweiz reichte.

Von grossem Interesse ist hingegen die Beobachtung, wenn nach längerer (mindestens 5—8tägiger) Wetterkonstanz mit dem erstmaligen Durchzug einer Unstetigkeitsschicht plötzlich Krankheitsfälle auftreten.

4. Die einzelnen meteorotropen Krankheiten.

Für den **akuten Kehlkopfcroup** ergibt sich aus vorstehenden Beispielen, dass die gehäuften Krankheitsfälle ganz vorwiegend auftreten unter folgenden meteorischen Bedingungen:

1. Bei *Störungen durch die Polarfront:*

a) beim *Einbruch von Polarluft* bzw. Durchzug einer *Kaltfront* (Zyklonrückseite) und zwar unabhängig vom Bestehen einer irgendwie erheblichen Temperatur- oder Druckdifferenz;

b) beim *Einbruch von Tropikluft* bzw. beim Durchzug einer *Warmfront* (Zyklonvorderseite). In beiden Fällen genügt es sogar, wenn die Fronten gar nicht die Erdoberfläche erreichen, sondern als ,,*Warmluftschale*" *einer okkludierten Zyklone* in grösseren Höhen über dem Gebiet wegziehen;

c) an der *Grenze des polar-kontinentalen Hochs über Osteuropa*, d. h. beim Durchzug der Grenzschicht dieses Hochs über unser Gebiet.

2. Bei *Störungen durch die Äquatorialfront* in der Substratosphäre, also etwa 10 km über der Erdoberfläche. Die Krankheitsfälle kommen hier ebenfalls im Stadium der *Änderung*, d. h. bei Vordringen sowie beim Zurücktreten dieser Front über unserem Gebiet.

3. An den gelegentlich von *Staffelung von Luftmassen* auftretenden *Unstetigkeitsschichten.*

Sind hinreichend Empfängliche vorhanden, so kann jede neue Störung des gezeigten Typus zu neuen Gruppen Anlass geben. In diesem Falle der ,,Gruppenreihung" erfolgen dann längere Zeit hindurch schubweise die Erkrankungen. Tritt ein mehrfacher Frontwechsel sehr rasch ein, so muss die erkrankungsfreie Zwischenzeit zwischen den Gliedern der Reihe immer kürzer werden, bis im Grenzfall die Erkrankungsdaten zeitlich so zusammenfliessen, dass die Einzelgruppen nicht mehr durch eine ,,Caesur" getrennt erscheinen. Die Ausgleichsrechnung ermöglicht in diesen Fällen noch oft den deutlichen Nachweis des schubweisen Auftretens (s. S. 43). So entstehen Mischgruppen, in denen dann oft nur mehr in dieser schwankenden Dichte der Krankheitsfälle die kleinen Gruppen I. Ordnung zum Ausdruck kommen.

Es mag hier noch die Frage nach dem Anteil der einzelnen, gezeigten Störungen an der Auslösung der gesamten Krankheitsfälle interessieren. Eine Auszählung an meinem Material ergab etwa folgende Beteiligung:

Croupfälle erweisen sich als:

reine Kaltfronttypen in etwa . . . . 30 %

reine Warmfronttypen in etwa . . . . 20 %

Mischtypen zwischen beiden, etwa . . . . 15—20 %

reine Äquatorialfronttypen, etwa . . . . 5 %

Fälle an der Unstetigkeitsschicht des russischen Hochs und Mischtypen von Polar- und Äquatorialfront oder von schwer analysierbaren kombinierten Störungen (zwei Depressionen usw.), etwa . . . . 15—20 %

weder Polarfront- noch Äquatorialfrontstörungen sicher nachweisbar . . . . 10—15 %

Wie ersichtlich, überwiegt praktisch ziemlich erheblich die Polarfrontauswirkung an Zyklonen, wie es in unserem, im wesentlichen durch solche Zyklonen beeinflussten Gebiete nicht anders zu erwarten ist. In meteorologisch anderen Gebieten ist zu erwarten, dass die Anteile andere sein werden, nach Westen zu werden zyklonale Auslösungen, nach Osten zu Wirkungen des osteuropäischen Hochs noch stärker hervortreten.

Hinsichtlich des Kehlkopfcroups sei nach diesen Feststellungen nun noch an einige *Autoren des vorigen Jahrhunderts* erinnert, denen Croup mit seiner damals erschreckenden Letalität von 80 ja 90% eines der ernstesten Probleme war. Bei diesen findet sich da und dort die heute schon fast vergessen gewesene Beobachtung der zeitlichen Häufung von Croupfällen erwähnt und es wird stets die Überzeugung geäussert, dass diese Häufungen durch bestimmte Witterungsverhältnisse bedingt seien.

LOESCHNER, der damalige Leiter des Franz-Josef-Kinderspitals in Prag schreibt darüber um die Mitte des vorigen Jahrhunderts: „Aus den seitherigen Beobachtungen geht nun hervor, dass Krup und krupöse Entzündungen am häufigsten (ja vielleicht allein) bei Nord-, Nordostwinden, scharfer Luft, hohem Barometerstande, vorhandener Trockenheit und bedeutendem Elektrizitätsgehalt der atmosphärischen Luft hereinbrechen und mehrere Tage hindurch herrschen bleiben, und zwar um so länger, je rascher sich aus ganz oder halb entgegengesetzten früheren atmosphärischen Verhältnissen eben diese Beschaffenheit entwickelt und je länger sie in einer bestimmten Intensität obwaltet." Für ein engumschriebenes Croupgebiet Schwedens, wo die Fälle endemisch vorkamen, fand MAGNUS HUS, dass die Erkrankungen sich fast nur von November bis Mitte Mai ereignen und dass Nord- und Ostwinde, besonders die mit Schneegestöber die Erkrankung einleiten. EMMERICH berichtet 1854 aus der Pfalz (Mutterstadt), dass Kälte und reichlicher Wasserdampf der Luft „diejenige Beschaffenheit der Luft" sei, welche „die Entwicklung der Krankheit begünstigt". Auch Bohn (1857) glaubte für Königsberg gewisse Abhängigkeiten von Windrichtungen zu beobachten, er betont aber, ebenso wie Olshausen, dass in Epidemiezeiten diese Verhältnisse sich verwischen und nicht mehr nachweisbar sind. Carl Gerhardt nennt Nord- und Ostwinde als begünstigende Faktoren und schreibt: „Endemisch ist der Croup in der Weise, dass mit dem Eintritt bestimmter Witterungsverhältnisse und Jahreszeiten mehrfache Erkrankungen daran alljährlich vorkommen." Soviel nur als Beispiel dafür, wie da und dort Beobachtungen über „Stenosenwetter" gesammelt wurden. Sie sind in der neueren Literatur fast vollständig vergessen, nur Lade hat die Erscheinung auch in neuerer Zeit erwähnt und glaubt seinerseits, dass es leichte Nebelbildung infolge Zunahme der relativen Luftfeuchtigkeit sei, die zum „Stenosenwetter" führe; „dichter Nebel oder gar Regen" soll „die Verhältnisse dann wieder bessern".

Wir sehen aus allem nur folgenden Zwiespalt: die feste Überzeugung an einen Zusammenhang von Croup und Wetter einerseits, vorsichtige, tastende, nicht streng fassbare und daher wenig befriedigende Angaben über die Art dieses „Stenosenwetters" andererseits.

Bei den meteorologischen Kenntnissen damaliger Zeit und dem völligen Fehlen internationaler meteorologischer Messungen wird dieses Ergebnis nicht wundernehmen können. Immerhin sind fast alle meteorischen Vorgänge, die namentlich Loeschner im einzelnen beschreibt, heute als Vorgänge an der Polarfront zu erkennen, von deren Existenz damals noch nichts zu ahnen war. Man sieht aber, wie nahe schon damals gute Beobachtung bei hinreichendem Material an das Problem heranführte.

Beim Meteorotropismus des akuten Kehlkopfcroups ist endlich noch einer Erscheinung zu gedenken. Das klinische Syndrom „Croup" ist heute für uns lediglich der Ausdruck für die Manifestation einer Grundkrankheit am Kehlkopf und in der Trachea. Als solche Grundkrankheiten kommen in Frage die *Diphtherie* (es kommt zur primären oder zur sekundär-deszendierenden Kehlkopfdiphtherie), dann die *Masern* (es kommt zum echten Masernfrüh- bzw. -spätcroup), endlich die *Grippe* (Laryngotracheitis, Pseudocroup) und in zahlenmäßig sehr seltenen — in meinem Material nicht vorkommenden — Fällen der *Scharlach* (nekrotisierende Tracheitis und Laryngitis). Es zeigte sich nun wieder auch für München die in meiner ersten Arbeit über das Würzburger Material schon hervorgehobene Eigentümlichkeit, dass Diphtherie-, Masern- und Grippecroup in buntem Wechsel gleichzeitig nebeneinander auftreten mit zahlenmäßigem Überwiegen der echten Diphtherie natürlich, aber jedenfalls so, dass (für München) nicht *die Grundkrankheit, sondern die Croupkomplikation das gruppenbildende Moment* liefert.

Freilich gilt auch für den Croup in München ganz die von POSPISCHILL betonte Tatsache, dass nicht selten trotz aller Sorgfalt eine endgültige Differentialdiagnose, vor allem zwischen Diphtherie- und Grippecroup nicht gestellt werden kann.

Geht man die Literatur durch, so findet man den Nachweis eines Zusammenhangs von Gruppenfällen mit Luftkörperwechsel bei einer weiteren Krankheit erbracht, nämlich bei der **Eklampsie der Schwangeren** *bzw. Wöchnerinnen.* Die Untersuchungen in dieser Richtung haben methodisch den vollständig analogen Weg zurückgelegt, den ich für den Kehlkopfcroup kurz zeigen konnte. Seit Jahrzehnten wird da und dort die feste Überzeugung eines Zusammenhanges von Witterung und Eklampsie geäussert, eine Überzeugung auf Grund klinischer Beobachtung über gehäuftes Auftreten zu bestimmten Zeiten. Erstmalig suchte dann HAMMERSCHLAG (1904) das Problem auf Grund detaillierter Beobachtungen wissenschaftlich anzugehen. Er kam zu keinem Ergebnis, ganz so wie eine Reihe von Nachuntersuchern bis in die letzte Zeit (SCHLICHTING, HOËNHORST, OPPENHEIMER, WESTPHAL). Der Grund für diese Misserfolge lag durchweg an den weiter oben genannten methodischen Unzulänglichkeiten.

So kam man im besten Falle und vor allem dann, wenn die klinische Überzeugung eine starke war, zu jenen unbestimmten Angaben eines Einflusses ,,regenreicher, trüber Tage'' und dergleichen. Zuweilen ging man auch mit vorgefasster Meinung an das Problem. Man dachte sich den Zusammenhang etwa auf dem Wege Erkältung — Nierenschädigung oder hohe Luftfeuchtigkeit — Behinderung der Schweisssekretion. Erst LINZENMAIER kam der Lösung eines fraglichen Zusammenhanges etwas näher, wenn er für Berlin fand, dass Eklampsiefälle im Winter vor allem dann auftreten, wenn Berlin zwischen zwei Tiefdruckgebieten lag, oder wenn eine Depression nahe vorbeizog. Trotz dieses Versuches, von den Fußspuren auf der Erdoberfläche endlich zu den sie hinterlassenden atmosphärischen Gebilden höherer Art zu kommen, gelangte LINZENMAIER dann doch wieder als eklampsiebegünstigend auf ,,nasskalte Tage mit Nordwestwind'' für den Winter, auf ,,Tage mit hoher Temperatur und hohem Feuchtigkeitsgehalt und Gewitterschwüle für den Sommer''.

Erst zwei wohl zu wenig gewürdigte Untersuchungen der letzten Jahre konnten das Problem, wie mir scheint, etwas klären. JAKOBS und v. HEUSS konnten zeigen, dass die *Häufung der Eklampsiefälle ausgesprochen mit dem Durchzug von Kaltfronten zusammenfällt.* Beide, voneinander völlig unabhängig arbeitende Autoren ergänzten sich methodisch ausgezeichnet. JAKOBS standen 666 Eklampsiefälle des Jahres 1924 auf Grund einer Umfrage in Anstalten aus ganz Deutschland und den angrenzenden Gebieten zur Verfügung. Durch Eintrag der Erkrankungsorte in die täglichen 8 Uhr-Morgenwetterkarten ergab sich, dass „die Eklampsieorte vorwiegend auf oder dicht bei der 760 mm Isobare" liegen, also stets etwa auf der Grenze zwischen einer Zyklone und einer folgenden Antizyklone. „Liegen die Isobaren in westöstlicher Richtung über Europa oder ziehen sie von Norden nach Süden: Die Orte zeigen im wesentlichen die gleiche Anordnung; stösst ein Hochdruckgebiet im Osten vor oder im Südwesten: In dieser Gegend treten Eklampsien auf; oft folgen sie auch deutlich den Grenzen eines abziehenden Hochs, sind aber auch dann fast stets noch in antizyklonaler Lage." Leider war bisher eine Veröffentlichung der Karten, die in einem Vortrag der Gesellschaft für Geburtshilfe und Gynäkologie in Berlin (vom 24. 6. 1926) demonstriert wurden, nicht möglich.

Auf den Temperaturkarten der Deutschen Seewarte Hamburg liegen die Eklampsieorte fast durchweg im Bereich der Abkühlungen, so dass JAKOBS zu dem Schluss kommt, dass *die Eklampsie zeitlich und räumlich den Kaltlufteinbrüchen folgt*. Dabei betont er aber ebenfalls, dass *als Ursache weder die Temperatur noch der Luftdruck selbst anzusprechen* sind. Auf angeschlossene Periodizitätsberechnungen von JAKOBS kann hier nicht eingegangen werden, sie setzen Vertrautheit mit sehr schwierigen meteorologischen Gebieten voraus, was hier zu weit führen würde. VON HEUSS hat dann diese Untersuchungen in völlig übereinstimmender Weise erhärten können, indem er am Berliner Material der Jahre 1908—1922 zeigen konnte, dass die *lokalen Eklampsiehäufungen mit Kaltfronteinbrüchen zusammenfallen*. Monate mit niedriger Durchschnittstemperatur, also Monate, welche unter Kälteeinbrüchen standen, sollen ausserdem eine Eklampsiehäufung zeigen. Aus den Untersuchungen von JAKOBS ergab sich beim Vergleich mit meinen Untersuchungen dann noch die S. 12 genannte Erscheinung eines Zusammentreffens von Eklampsieerkrankungen mit Fällen akuten Kehlkopfcroups, auf die hier nur nochmals verwiesen sei.

Einen weiteren Meteorotropismus finden wir bei der **Spasmophilie der Säuglinge.** Die Verhältnisse liegen hier so, dass offenbar gewisse und im einzelnen noch unerforschte Saisonfaktoren (s. S. 106) eine zur Spasmophilie die Grundlage bildende Stoffwechselstörung und damit das Vorkommen „latenter" Spasmophilie im Frühjahr begünstigen. *Wir haben diese Feststellung der Saisonschwankung aber streng von dem folgenden zu trennen.*

Der biologische Frühling schafft nämlich sozusagen nur die Empfänglichen, er bildet das „Tetanieklima". Diese latent Spasmophilen zeigen dann aber *in Schüben manifest spasmophile Zustände* (Laryngospasmus, Carpopedalspasmen, Eklampsia infantum, Bronchotetanie). Dieses schubweise Manifestwerden der Tetanie fällt, wie MORO angibt, auffallend oft zusammen mit jähen Wetterumschlägen (,,*Föhn*''[1] nach kalter Witterung), so dass MORO geradezu von einem Tetaniewetter spricht und glaubt, dass die Tetanieschübe durch das Zusammenwirken jener klimatischen Komponenten herbeigeführt werden, die dem wohlbekannten Charakter des ,,Vorfrühlings seine Eigenart verleihen''. GYÖRGY beschreibt aus der gleichen Klinik die Beobachtung folgendermaßen: ,,Tetanie tritt meist, wenn auch nicht gesetzmäßig gehäuft auf an warmen sonnenreichen Frühjahrstagen, die gleichzeitig mit einer Luftdruckerniedrigung einhergehen und somit einen Föhncharakter aufweisen. Wichtig, besonders betreff der geographischen Bedingtheit der Tetanie erachten wir das plötzliche, schlagartige Auftreten solcher Wetterumschläge aus kalten, frostigen Wintertagen in den warmen, schwülen »Vorfrühling«''. Auch H. BAAR, H. BEHREND, Moos bestätigen neuerdings diese Beobachtung. H. BAAR führt auslösend einen Witterungswechsel an ,,in dem Sinne, dass, wenn auf mehrere trübe Tage ein klarer, sonniger Tag folgt, man bei allen Tetaniekindern einen Anstieg der galvanischen Erregbarkeit und zuweilen auch Auftreten manifester Erscheinungen beobachtet''. H. BAAR schuldigt die Sonne an (vgl. hierzu S. 69), während bereits MORO ebenso wie GYÖRGY betonen, dass die Tetanieschübe sicher nicht allein abhängig sind von der Sonnenbestrahlung. Moos fand am Material der Züricher Kinderklinik ebenfalls Tage mit ,,Temperaturanstieg und Föhn'' als ausgesprochen tetaniebegünstigend und betont auch das Auftreten von Rezidiven an solchen Tagen.

Was hier als ,,Tetaniewetter'' beschrieben wird, ist wohl durchweg auf den gemeinsamen Nenner einer atmosphärischen Störung im Sinne des Durchzugs einer Unstetigkeitsschicht zu bringen. Welche Störungen es im einzelnen sind, ob Polarfrontwirkungen (sowohl im Sinne einer Kalt- wie Warmfrontpassage), wie mir sehr wahrscheinlich ist, müssen erst weitere Untersuchungen zeigen. Nach der Beschreibung GYÖRGYs dürften Warmfronten oder auch Übergreifen eines Azorenmaximums als Auslösung besonders wahrscheinlich sein.

Unter die meteorotropen Krankheiten kann ferner der durch plötzliche intraokulare Drucksteigerung entstehende *akute* **Glaukomanfall** heute schon fast sicher gerechnet werden. Solches ergibt sich nicht nur aus dem Allgemeineindruck, wie er Augenärzten nach persönlicher Mitteilung wiederholt aufgefallen ist und aus der so ausgesprochenen

---

[1] Nach mündlicher Mitteilung nicht im Sinne von wirklichem Föhn (Fallwind, s. S. 79), sondern nur im Sinne plötzlicher warmer Tage.

Neigung dieser Krankheit zur Gruppenbildung (s. S. 9), sondern neueste noch unveröffentlichte Untersuchungen von J. Löffler bestätigen das unmittelbar.

Frau Dr. Löffler war so liebenswürdig, mich zu dieser Mitteilung zu ermächtigen. Aus den mir zugegangenen Berichten mögen folgende Befunde wörtlich zitiert sein:

„Bei unserem Abteilungsmaterial sahen wir zu gewissen Zeiten bei allen Glaukomen ungeheures Ansteigen des Augendruckes". „Ich suchte zunächst das klinische Material von Wien zu bekommen und fand nun bei akuten Glaukomen deutliche Gruppenbildung" (vgl. Tabelle S. 9). „Auch ich fand das Zusammenfallen von Gruppen beim Durchgang der Fronten, bei starker Gewitterbildung, und zwar bei allen drei Arten von Gewittern, auch bei Wärmegewittern, ferner eine besondere Häufigkeit der Gruppenbildung beim Durchgang einer Warmfront nach längeren Frostperioden im Winter und Durchgang einer Kaltfront in der Sommerjahreszeit. Besonders interessant ist es wohl, dass auch die Wärmegewitter, die doch das meteorologische Geschehen nur in den tiefsten Schichten der Troposphäre angehen, recht ausschlaggebend sind. Vielleicht ist es doch ein Hinweis mehr, dass es die elektrischen Vorgänge sind, ... die letzten Endes bei einem glaukombereiten Organismus den Anfall auslösen".

Zu den Krankheitszuständen, deren zeitweise Häufung seit Jahrzehnten ganz besonders aufgefallen ist, gehört ferner die **Hämoptoe.** Auch hier wurde immer wieder auf Witterungseinflüsse gefahndet und namentlich in Lungensanatorien, in denen die Erscheinung sich so eklatant kundgab, suchte man diese Wetterumstände zu ergründen. Gabrilowitsch, Pottenger denken an Luftdruckschwankungen, Janssen fand von seinen Fällen 27 bei steigendem, 26 bei fallendem Barometer und nur drei bei gleichbleibendem Luftdruck. Lansel ermittelte, dass von 400 Tagen, an denen Lungenblutungen beobachtet wurden, 75% Barometerschwankungen zeigten, ist im ganzen aber sehr skeptisch, wenn er sagt, „höchstens könnte man sagen, dass jemand, der an einem Tage Blut gespuckt hat, am anderen Tage eher veranlasst wird, wieder Blut zu spucken, wenn an diesem Tage der barometrische Druck starken Schwankungen unterliegt". Unverricht findet gehäufte Lungenblutungen vor Föhneinbruch, denkt aber auch an Luftdruckschwankungen, elektrische Einflüsse, ebenso wie Szarvas und Ilona Palyi.

Auch hier sieht man wieder, wie fest der Glaube an einen Wettereinfluss auf Grund des unmittelbaren Eindruckes ist.

Trotzdem das Suchen nach einem definierten Wettergeschehen zu nicht sehr befriedigenden Resultaten führte, wurden über die Pathogenese, d. h. das Zustandekommen der Lungenblutung auf Grund eines Witterungseinflusses, wie bei kaum einer meteorotropen Krankheit deduktive, theoretische Vorstellungen in meist ganz mechanistischer Art und in verschiedenster Richtung entwickelt. Unverricht spricht von der „Stossluftwirkung" des Föhn. E. Neumann, denkt an „Austrocknung der fibrösen Gewebe, Kontraktion und Zerrung derselben", Lansel glaubt eher an Lockerung von Blutgerinseln durch die Druckschwankung sowie an Beeinflussung der Gefässweite. Walder hinwiederum glaubt an Wirkungen der Luftfeuchtigkeit „*nicht* die hereinbrechende *Depression, sondern* das vorhergehende *Maximum*, das schöne Trockenwetter ist schuld"; kranke Stellen könnten sich dabei gut halten und die Blutung verschiebe sich Tag für Tag bis der Patient „blutungsreif" wird: „da kommt der Wetterumschlag mit seinem Feuchtigkeitsanstieg und seiner damit verbundenen mazerierenden Wirkung auf kranke Gefäßstellen und hält seine mehr oder weniger reichliche Ernte".

Das Phänomen als solches und das, was sorgfältige Beobachtung bisher ergab, fasst dagegen Schröder recht treffend in folgende Sätze zusammen: „Es steht fest — tausendfache Beobachtung hat das bestätigt — dass bei bestimmter Wetterlage Lungenblutungen sich häufen. Ich habe selbst nach der Richtung eingehende Beobachtungen gemacht und gefunden, dass hauptsächliche schnelle, brüske Schwankungen verschiedener Faktoren die Neigung zu Bluthusten verstärken und zwar kommen dabei die Feuchtigkeit, der Luftdruck und die Temperatur in Frage. Schwüle Tage mit Gewittern, Föhnwetter, im Winter sehr feuchtes, kaltes nebliges Wetter, im Sommer plötzlich eintretende starke Hitze vermehren die Blutungen. Elektrische Spannungen der Atmosphäre, die ja bei den genannten Wetterlagen oft recht erheblich schwanken, sind gleichfalls zu berücksichtigen. Es kommt nun unseres Erachtens weniger auf das Wirken einzelner Faktoren an ....., sondern das Zusammenwirken verschiedener Witterungseinflüsse hat für das Eintreten einer Blutung ursächliche Bedeutung...., das vegetative Nervensystem ist für die Wirkung dieser Reize .... der Vermittler". Nach all diesen Befunden kann wohl gar kein Zweifel mehr bestehen, dass für die Auslösung der Hämoptoe ähnliche Vorgänge in Frage kommen, wie sie oben gezeigt wurden.

Endlich wäre hier einer Klasse von Erscheinungen zu gedenken, welche so verbreitet sind, dass ohne grosse Mühe Hunderte von Einzelbeispielen beim Erwachsenen gesammelt und untersucht werden könnten. Es sind die bekannten **Narbenschmerzen**, die Schmerzen an Amputationsstümpfen, die **Exazerbation chronisch rheumatischer**, **neuritischer** *oder chronisch entzündlicher* **Prozesse**, vor allem an *Gelenken*, aber auch an zahlreichen anderen Geweben (Frostbeulen, „Hühneraugen"). Diese Erscheinungen sind allbekannt (vgl. Geigel), obwohl man sie und vor allem ihren Zusammenhang mit Witterungsfaktoren erst in den letzten Jahren zu studieren begonnen hat (s. unten Feige und Freund). Meines Wissens hat in der etwas älteren Literatur nur Miller eingehender darüber berichtet. „Kranke mit chronischen Gelenkbeschwerden, Patienten mit Tabes, Ischias, Hemiplegie, Leute mit Narben oder Operationsstümpfen reagieren nicht selten auf Witterungswechsel und zwar in der Weise, dass die Betreffenden eine geraume Zeit *vor* Eintritt schlechten Wetters — gewöhnlich ein bis zwei Tage vorher — über Reissen, Ziehen oder andere schmerzhafte Empfindungen zu klagen haben". Auch Farkas weist auf dieses Einsetzen der Schmerzen *vor* dem Barometerfall hin.

Miller berichtet auch die mehrfache Angabe seiner Patienten, dass mit „Fallen des ersten Regentropfens" die Beschwerden nachlassen, eine ungemein charakteristische Erscheinung, die man so oft bestätigt findet. Und auch Miller betont ferner, dass die barometrischen Schwankungen als solche unmöglich schuld sein können. Nach den Beobachtungen von Farkas sollen Narbenschmerzen bei Wetterumschlägen übrigens nur bei Verwachsungen mit der Knochenhaut auftreten. Wer über Selbstbeobachtungen in dieser Richtung verfügt, dem ist ein Zusammenhang solcher Schmerzen mit Witterungsvorgängen selbstverständlich geworden. J. Bauer berichtet kurz von einer von ihm durch Jahre beobachteten Patientin, die sich in ihren Wettervorhersagen nie täuschte.

Für die genannten rheumatischen Beschwerden haben nun in neuerer Zeit W. Feige und R. Freund in Selbstbeobachtungen und an statistischem Material der Breslauer Krankenkasse eingehende Untersuchungen angestellt. *Verfasser* und die genannten Autoren gelangten völlig unabhängig ohne gegenseitige Kenntnis ihrer Arbeiten zu ihren Resultaten. *Die rheumatischen Schmerzattacken erweisen sich* nach diesen Untersuchungen ausgesprochen *abhängig von Frontpassage* und zwar führen sowohl Kalt- wie Warmfronteinbrüche als auch Okklusionserscheinungen zu den genannten Beschwerden. E. Flach hat neuerdings in eigenen Untersuchungen Gleiches festgestellt. Die Schmerzen nach Kaltfronteinbrüchen scheinen rascher abzuklingen als nach Warmfronten. Die Erscheinung ist so präzise, dass Feige und Freund geradezu von einer „Frontfühligkeit" sprechen. Dabei wird in der Regel die Frontpassage als solche empfunden, ein Vorfühlen soll nur für gewisse, den Fronten folgende („postfrontale") Ereignisse (Schauerregen, Gewitter) zu beobachten sein, wogegen präfrontale Vorgänge (Landregen, präfrontaler Föhn) nicht empfunden würden. Dass die rheumatischen Exazerbationen mit Durchzug von Vorder- und Rückseite von Zyklonen auftreten, hat auch H. J. Schmid in neuester Zeit ausgesprochen.

Hierher gehören des weiteren auch die wechselnden *lanzinierenden Schmerzen bei Tabikern*, worauf Miller bereits hinweist. Miller gibt in seiner Arbeit auch entsprechende Beobachtungen von Erb auf Grund persönlicher Mitteilung wieder. LÖWENFELD hat für diese Schmerzattacken „Stürme während der rauhen Jahreszeit, Regen und Tauwetter", Übergänge von günstigem zu ungünstigem Wetter als auslösend beobachtet; ebenso sind hierher zu zählen die *Empfindungen in vernarbten tuberkulösen Spitzenherden*, welche Sanatoriumsärzten sehr geläufig sind. Auch die Witterungsabhängigkeit gewisser **Migräne**formen wäre vielleicht hierher zu rechnen (v. HEUSS, MARKUS).

Weitere Untersuchungen *über den Einfluss meteorologisch eindeutig definierter Vorgänge* auf das Auftreten von Krankheiten sind mir nicht bekannt geworden. Doch finden sich *manche Ansätze* hierzu, die eines ferneren Ausbaues ohne weiteres fähig sind. So hat LEDERER unlängst sehr sorgfältige Erhebungen über das gehäufte Vorkommen der gewöhnlich als „**Erkältungskrankheiten**" bezeichneten Erkrankungen der Atemwege mitgeteilt. LEDERER kommt zu dem Ergebnis: „*Ein sprunghaftes Anwachsen des Standes an Atmungserkrankungen ist hauptsächlich dann zu erwarten, wenn nach einer längeren Trockenperiode der drohende Witterungsumschlag ein Sinken des Barometerstandes und Auftreten heftiger Windstösse mit starker Staubentwicklung mit sich bringt*". Was hier beschrieben wird, scheint mir das Nahen einer Warmfront zu sein. Aus den von LEDERER mitgeteilten Kurven, deren Lesung infolge der grossen Zahl von dargestellten Elementen nicht ganz leicht ist, scheinen aber auch ebensolche Steigerungen in der Kaltfront vorzukommen (am deutlichsten der Anstieg zur höchsten Zacke der Abb. 4 in der ersten Arbeit LEDERERs), die in obiger Wetterbeschreibung nicht mit eingeschlossen sind.

Auch hier wird zunächst betont, dass diese Krankheiten mit „Erkältung" nichts zu tun haben können, da ihr Ansteigen schon vor dem Einsetzen „schlechten Wetters" erfolgt. Es gilt auch heute noch ganz das, was G. STICKER in seiner ausgezeichneten Monographie „Erkältungskrankheiten und Kälteschäden" in der Enzyklopädie der klinischen Medizin (1915) schreibt: „Die Lehre von der Erkältung liegt im Argen. Sie muss neu geprüft werden. Es gibt genug Experimente, die sie leugnen; genug Theorien, die sie mit Redensarten umschreiben und das eine Erklärung nennen. Die Frage lautet einfach: Gibt es Erkältungskrankheiten und in welchem Sinne darf man davon sprechen?" SCHADE, der ebenfalls das Problem der Häufung von Erkrankungen der Atemwege behandelt hat, teilt auch Kurven mit, welche den Verlauf des Temperaturmittels und die Zahl der Erkrankungen der oberen Luftwege durch Monate hin darstellen. Aus diesen Kurven zeigt sich zunächst, dass zwischen Krankheitshäufigkeit und absoluter Höhe der Temperatur kein Zusammenhang besteht. Dagegen kann man auch aus diesen Kurven einige einwandfreie Beispiele ablesen, dass *die Erkrankungsziffer mit einem Luftkörperwechsel (sowohl im Sinne der Warmfront- als der Kaltfrontpassage) hochschnellt.*

Auch eine Beobachtung von DUBLIN ist wohl hierher zu zählen. DUBLIN hat an der Metropolitanlebensversicherungsgesellschaft New York an 6700 genau beobachteten Personen festgestellt, dass unter diesen im Mittel 18 Erkältungskrankheiten auftreten, wenn „das Wochenmittel der Temperatur um 10^0 fällt" — solches ist aber wohl als Zeichen von Kaltlufteinbrüchen zu werten. DUBLIN allerdings stellte seine Untersuchungen unter der Vorstellung einer Proportionalität von Erkrankungsziffer und Abkühlungsgrösse an. Man mag zur Erkältungsfrage im übrigen stehen wie man will, das eine lässt sich heute schon mit Bestimmtheit sagen: dass nämlich vieles von dem, was unter den Wortgebrauch „Erkältung" heute subsummiert wird, dem Durchzug atmosphärischer Unstetigkeitsschichten zur Last zu legen ist; und es klingt doch wohl auch ein wenig absurd und inkonsequent, wenn man sich auch bei Warmfrontpassagen und plötzlichem Tauwetter nach Frostperioden „erkälten" kann.

Der Begriff der „Erkältungskrankheit" ist auch diagnostisch kein scharf umschriebener und wird in mancherlei Sinne gebraucht. Vielfach gehen die als **Grippe** und auch **Influenza** bezeichneten, spezifisch nicht einheitlichen Infektionen in dem Begriff der „Erkältungskrankheit" auf. Auch für diese „grippalen Infektionen" scheint ein deutlicher Meteorotropismus vorhanden. Ein recht sinnfälliges Beispiel teilt GEIGEL mit. Im Winter 1786 erfolgte in Petersburg nach starker Kälte in einer Nacht ein plötzlicher Umschlag in Tauwetter und 40 000 Menschen erkrankten an Influenza. Hier muss also wohl das Tauwetter mit seiner plötzlichen Warmluft zur „Erkältung" geführt haben.

Für eine engverwandte Krankheitsgruppe liegen Untersuchungen aus neuester Zeit vor, nämlich für *genuine* und namentlich *postoperative* **Anginen** (UFFENORDE und GIESE). Es ist in Anstalten, in denen nach Rachen- oder Nasenoperationen nicht selten Anginen auftreten, wiederholt aufgefallen, dass die Krankheitsfälle ganz plötzlich sich häufen. HERBST hat an der Grazer Klinik einen Zusammenhang mit jähen Temperaturstürzen, Kälteeinbrüchen, die „unvorbereitete Menschen treffen" beobachtet. UFFENORDE und GIESE, welche die Angina durchwegs als eine Erkältungskrankheit ansprechen, kommen zu gleichen Beobachtungen und teilen mehrere Beispiele dieser Art mit; „Stichproben in der Sammelstatistik (der postoperativen Anginen) machen es sehr wahrscheinlich, dass eine aussergewöhnliche Häufung der Anginaerkrankungen auf den Einfluss stark wechselnder Wetterverhältnisse, besonders eines jähen Temperatursturzes oder Kälteeinbruches zurückzuführen sind".

Wenn wir bedenken, dass Croup in einem hohen Prozentsatz der
Fälle eine Manifestation von **Diphtherie** darstellt, so liegt die Frage
nahe, ob nicht auch die Diphtherie als solche einen Meteorotropismus
aufweise. In der Tat finden wir seit dem vorigen Jahrhundert immer
wieder Untersuchungen, welche einen solchen Zusammenhang nachzuweisen versuchen. BERGER, BOLLAY, KÖRÖSI, ZUST u. a. (s. bei
OCHSENIUS) arbeiteten mit Monatsmitteln oder untersuchten die Häufigkeit von Diphtherie in verschiedenen Intervallen der Temperatur,
Luftfeuchtigkeit usw. und kamen zu den schon oft erwähnten, wenig
fassbaren und oft widersprechenden Ergebnissen. Auch die Feststellung einer Diphtheriehäufung bei kühler trockener Witterung
(JESSEN, BRÜHL und JAHR, JACOBI) umschreibt wohl nur die jahreszeitliche Schwankung mit dem Maximum in der kalten Jahreszeit
(s. S. 83).

Untersuchungen über den eigentlichen Wettereinfluss in dem hier
gebrauchten Sinne finden wir erst in den letzten Jahrzehnten. BEHRENS
fand Diphtheriehäufung bei plötzlichem Eintreten warmer Witterung
(dass „die höchsten Erkrankungsziffern mit Temperaturwechsel von
kaltem zu warmem Wetter zusammenfallen", besonders in den Frühjahrs-
und Herbstmonaten, und dass ähnliches, wenn auch nicht ganz so deutlich
für den *Scharlach* gelte). JOCHMANN gibt an, dass schneller Wechsel
von warmem zu kaltem Wetter zu einem Hochschnellen der Erkrankungsziffern führt. LADE glaubt plötzliche Feuchtigkeitszunahmen ohne
Auftreten von Niederschlägen verantwortlich machen zu müssen,
BENDA trockenes, niederschlagsarmes, windiges Wetter. Sehr genaue
Untersuchungen in dieser Richtung verdanken wir OCHSENIUS. Er
kommt zu dem Ergebnis: „Ein Zusammenhang zwischen Diphtherie
und Witterung ist unverkennbar. Die grösste Rolle spielt der Feuchtigkeitsgehalt der Luft und zwar nicht sowohl der absolut hohe relative
Luftfeuchtigkeitsgehalt, als das Fehlen der mittäglichen Senkung.
Eine Umkehrung der normalen Feuchtigkeitskurve in dem Sinne,
dass Mittags die Feuchtigkeit höher ist als früh und abends, lässt
1—2 Tage später fast stets ein Ansteigen der Diphtheriekurve erkennen.
…Plötzliche Stürze des Luftdruckes — Zeichen eines Witterungs-
wechsels — lassen auf eine Zunahme der Diphtherie schliessen. Tempe-
raturumschläge sind ebenfalls von Bedeutung, auch plötzliches Um-
springen des Windes üben einen Einfluss aus. Gleichmäßige Witterung
— bei warmer oder kalter Temperatur — übt stets einen günstigen
Einfluss aus."

Es ist ohne weiteres erkennbar, dass fast alles, was hier beschrieben
wird, Vorgänge an den genannten Fronten darstellen (die ausbleibende
Mittagssenkung der Feuchtigkeit ist oft ein Symptom für die ausbleibende Mittagserwärmung!). In der Tat geben die von OCHSENIUS

wiedergegebenen Kurven ohne weiteres Beispiele hierfür, so dass wohl auch die Diphtherie zu den ausgesprochen meteorotropen Krankheiten einzureihen ist.

Dass die Vermutung von BEHRENS, auch der **Scharlach** könne durch Wetterfaktoren ausgelöst werden, zutrifft, scheint mir sehr wahrscheinlich.

Sehr auffallend war mir beispielsweise folgende Gruppenbildung. Ich erhalte von einer Anzahl von Kinderheimen des Rhein-Main-Gebietes Krankheitsmeldungen zur Bearbeitung für die mittelrheinische Studiengesellschaft für Klimatologie und Balneologie. Scharlach kam im Jahre 1930 im Meldebereich nur ganz sporadisch vor. Im ganzen Jahr kam es nur einmal zu je einer Gruppe von drei, und einmal zu einer Gruppe von fünf Fällen am gleichen Tag. Die Gruppe von drei Fällen ereignete sich am 6. März nach einem Einbruch polar-maritimer Luft vom 5. März. Die Gruppe von fünf Fällen (zusammen mit einem Diphtheriefall) ereignete sich am 12. April, an dem nach seit 8 Tagen konstanter Kontinentalluft erstmalig eine Unstetigkeitsschicht mit nachfolgender maritimer Luft durchzog.

Für eine weitere anfallsweise auftretende Krankheit wird von den Patienten nicht ganz selten ein Zusammenhang mit Wetterumschlägen angegeben, nämlich für das **Asthma bronchiale.** Wetterumschläge lösen Anfälle aus. V. BAAR hat sie bei *Barometerstürzen* gleichzeitig auf verschiedenen Krankensälen auftreten sehen. J. L. BURCKHARDT hat in Davos in einem Kinderheim seit 8 Jahren Beobachtungen über die Häufung von Asthmaanfällen an bestimmten Tagen angestellt und solche Häufungen vielfach festgestellt. Eine psychische Beeinflussung der Kranken kam bei dem Alter gar nicht in Frage. BURCKHARDT kommt zu dem allgemeinen Ergebnis, dass plötzliche Wetteränderungen, Regen- und Schneefälle, Föhn, Kälteeinbrüche Anfälle auslösen. Dass es sich hier tatsächlich um Vorgänge an Wetterfronten handelt, geht noch aus folgender Bemerkung BURCKHARDTs hervor: „Die Asthmatage scheinen bei einzelnen Patienten und Gesunden auch andere Störungen, wie Kopfweh, rheumatische Beschwerden, Müdigkeit und wohl sogar Verdauungsstörungen zu bewirken. Auch Blutungen bei Lungenkranken scheinen teilweise auf die gleiche Zeit zu fallen". Diese spontane Beobachtung liefert geradezu ein Beispiel zu der S. 11 genannten zeitlichen Koinzidenz verschiedener meteorotroper Krankheiten. — WARNKE hat in neuester Zeit einige Beobachtungen an seinem eigenen 8jährigen Sohn mitgeteilt, wonach bei diesem Asthmaanfälle ebenfalls durch Frontdurchzüge ausgelöst werden und ähnliche Mitteilungen sind mir von anderen Seiten brieflich zugegangen. — Man hat vielfach von „Klimaallergenen" gesprochen und STORM VAN LEEUWEN denkt vor allem an in der Luft enthaltene Miasmen, an Bakterien, Schimmelpilze, Milben, an eiweisshaltige Zersetzungsprodukte oder andere Kolloide. Genaueres ist nicht bekannt, wenigstens nicht für die Gesamtzahl der Fälle. Allerdings scheint ein Teil dieser supponierten Allergene an Gegenden gebunden, und es gelingt offenbar durch den Kühlungs- und Erhitzungsprozess in der STORM VAN LEEUWEN-schen Kammer der Luft ihre anfallsauslösende Wirkung zu nehmen. Aber auch damit ist nichts gesagt, denn durch diesen Prozess wird die Luft sicherlich in manchen physikalischen Eigenschaften mit-verändert, sozusagen „klimatisch denaturiert". Und ein Kenner aller-gischer Prozesse wie KÄMMERER schreibt von der Frage Asthmaanfall und Klima: „Im allgemeinen darf man wohl sagen, dass über die Klima-einflüsse noch nicht das letzte Wort gesprochen ist, da bei der grossen Möglichkeit von unbekannten Allergenen die Einflüsse des Klimas sehr komplexer Natur sein können."

Auf all diese Verhältnisse sei in diesem Zusammenhang nur hin-gewiesen, da auch hier sich Untersuchungen der vorstehenden Art lohnen dürften. Recht interessant in dieser Hinsicht ist auch die Mit-teilung von HANSEN, dass mit dem Pollenextrakt Helisen bei Heu-fieberkranken bei niedrigem Barometerstand auffallend starke, bei hohem Barometerstand sehr schwache Reaktionen auftreten.

Hinsichtlich der **Appendicitis** schildert SEIFERT die Situation wie folgt: „Dem aufmerksamen Beobachter in jedem grösseren Kranken-haus drängt sich immer wieder die Tatsache auf, dass die Einlieferung und damit im grossen und ganzen die Erkrankungsziffern von akuter Appendicitis merkbaren, zuweilen ganz auffallenden Schwankungen unterworfen sind. Daher muss es Wunder nehmen, so wenig über das Phänomen an sich, so mangelhafte Anhaltspunkte für die offenbar landläufige Anschauung vom Einfluss des Wetters auf die Appendicitis-häufung in der einschlägigen Literatur zu finden."

DUBS hat offenbar auf Grund eines ähnlichen Eindruckes die Frage bearbeitet, er verwendete aber im wesentlichen wieder Monatsmittel-werte und konnte — wie ich glaube, gerade deshalb (vgl. S. 16) — nichts Sicheres ermitteln, wenn er auch manchmal einen Zusammen-hang mit Temperatur oder Niederschlagsschwankungen zu sehen glaubt und ausdrücklich betont, dass es anscheinend weniger auf eine bestimmte Wetterform, als vielmehr *auf Schwankungen anzukommen scheint*. Darauf-hin hat SEIFERT die Frage an dem grossen Material von 12 Jahren der Würzburger chirurgischen Universitätsklinik nachgeprüft. Es wurden die verschiedensten Einzelfaktoren und meteorologischen Elemente hinsichtlich eines fraglichen Einflusses auf die Appendicitätshäufigkeit untersucht. Aber obwohl „manchmal auch ein augenscheinlicher Zu-sammenhang zwischen einzelnen Witterungszuständen und -änderungen mit der Appendicitishäufung bzw. Verminderung aus der Kurve zu lesen sei", so kommt SEIFERT doch letzten Endes zu einer voll-ständigen Ablehnung. Die Häufungen werden als „zufällig im Sinne der Statistik" angesprochen. Hier haben wir übrigens auch den früher erwähnten Fall, dass eine Krankheit untersucht wird, die an sich ziemlich häufig vorkommt und dadurch die Gruppenbildung nicht in der sonstigen Schärfe sich kundgibt.

Herr Prof. Dr. SEIFERT war so liebenswürdig, mir seine Kurven, welche wegen ihres Umfangs nicht veröffentlicht werden konnten, im Original zur Verfügung zu stellen. Mein persönlicher Eindruck, den ich bei genauer Durchsicht derselben gewann, war folgender: sieht man einmal von den zahlreichen Einzelfällen und kleinen Gruppen ab und beschränkt man sich auf die zuweilen mehrmals im Monat sich findenden Gruppen von sechs, acht, zehn und mehr Fällen in 2—3 Tagen, so fällt doch auf, wie oft diese Gruppen zeitlich mit dem Durchzug einer ausgesprochenen Zyklonvorder- oder -rückseite zusammenfallen, oft im Sinne der für Croup aufgezeigten „Typen", oft im Sinne von Mischung (Gruppen zwischen zwei sich dicht folgenden Fronten). Es kann nicht meine Aufgabe sein, das viel umstrittene Appendicitisproblem, das die Fachchirurgie noch heute beschäftigt, hier aufzurollen. Aber ich glaube, eine Bearbeitung klinischen Materials unter den hier gezeigten Gesichtspunkten dürfte auch für Appendicitis nicht aussichtslos sein. Und soweit ich das Appendicitisproblem übersehe, scheint es ja gerade bei dieser Krankheit durchaus nicht nötig, etwa alle Fälle auf einen gemeinsamen Nenner hinsichtlich „Auslösung" zu bringen.

Für das schubweise Auftreten von **croupöser Pneumonie** liegen aus dem vorigen Jahrhundert einige recht interessante Arbeiten vor. Schon PORT (1883) spricht von der Pneumonie als von einer ausgesprochenen „Witterungskrankheit", die einen Wintergipfel aufweist und deren Erkrankungsziffer in den von ihm untersuchten Jahren der mittleren Temperatur annähernd reziprok verläuft. BEIN hat auf eine unverkennbare Abhängigkeit des Ausbruchs von Pneumonien von gewissen Schwankungen der Witterung hingewiesen. Dann beschreibt SENFFT eine umfangreichere Epidemie von 1882 in Erbenheim bei Wiesbaden, von welcher ihm aufgefallen war, dass die Zahl der täglichen Krankheitsfälle Schwankungen aufwies, welche geradezu ein Spiegelbild des Barometerstandes wiedergeben. Ich möchte diesen interessanten Befund durch eine (etwas modifizierte) Kurve von SENFFT belegen.

In Abb. 33 ist der Verlauf des Barometerstandes für Wiesbaden und darüber in Säulen die Zahl der Fälle pro Tag angegeben, während die obere Kurve die „Dichte" der Fälle nach der S. 43 erwähnten Ausgleichsrechnung wiedergibt. Die Übereinstimmung beider Kurven fällt ohne weiteres auf. Wir wissen heute, dass solche grosse barometrische Schwankungen fast mit Sicherheit auf einen Durchzug von Unstetigkeitsschichten deuten. Wir werden daher nach allem bisherigen heute nicht mehr die Druckschwankung als solche, sondern den in ihr zum

Ausdruck kommenden Frontwechsel für das An- und Abschwellen der Krankheitsfälle verantwortlich machen. Es lag hier nur der sozusagen günstige Zufall vor, dass die Frontdurchzüge jedesmal mit starker Barometerschwankung einhergingen.

Weiterhin hat SEIBERT in den 80er Jahren vorigen Jahrhunderts, mit für die damalige Zeit vorbildlicher Methodik eine Umfrage unter 46 Ärzten und vier Spitälern New Yorks bearbeitet. Er glaubte drei Faktoren zu finden, welche für Steigerungen der Pneumoniefrequenz als „begünstigend", nicht etwa allein verursachend anzusprechen sind: niedrige und fallende Temperatur, hoher und steigender Feuchtigkeitsgehalt und starker Wind. Je mehr von diesen Faktoren zusammentreffen, um so stärker ist die Auswirkung. Und „derselbe meteorologische Einfluss wird bei der Entstehung der Katarrhe der Atmungs-

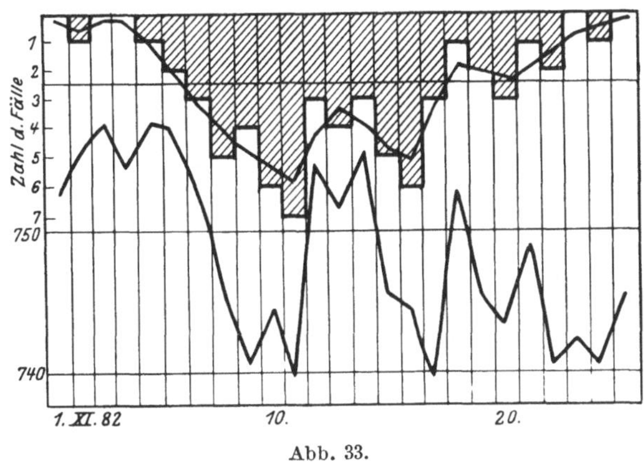

Abb. 33.

Zu Abb. 33. Darstellung der von SENFFT 1882 beobachteten Epidemie von *croupösen Pneumonien* (obere Kurve) in ihrer auffallenden Parallelität mit starken Barometerschwankungen, die wohl als Zeichen durchziehender atmosphärischer Unstetigkeitsschichten gedeutet werden müssen.

schleimhäute gefunden". Aus den von SEIBERT mitgeteilten Kurven für das Jahr 1885 kann man heute sehr typische Beispiele für Frequenzsteigerungen in der Kaltfront ablesen. SEIBERT betont auch, dass als Stichtag der initiale Schüttelfrost zu gelten habe und dass Witterungsfaktoren „Tag für Tag" zu vergleichen sind und keine Mittelwerte verwendet werden dürfen. Auch für den Wintergipfel der Pneumonie (s. S. 83) werden hier einwandfreie Belege gebracht.

Für die verschiedensten Arten **plötzlicher Todesfälle** haben Wettereinflüsse in dem hier behandelten Sinne ebenfalls vielfach interessiert.

Die Gruppenbildung von *apoplektischen Anfällen* ist oft aufgefallen (persönliche Mitteilung von Ärzten; von Pathologen, denen das nicht seltene Zusammentreffen von mehrfachen Todesfällen an Apoplexie auf einen oder wenige Tage eine geläufige Erscheinung ist). KOLISKO und KISCH, sowie BARTEL haben auf gehäufte plötzliche Todesfälle an Coronarsklerose bei Wetterstürzen hingewiesen. Verfasser verfügt über eigene Beobachtungen dieser Art nach Polarlufteinbrüchen. BÜRGER hat bereits 1883 auf die Häufung von Apoplexien bei Barometerfall aufmerksam gemacht. HANS SCHMIDT fand gehäufte Apoplexien bei starken Barometerschwankungen, wogegen RUHEMANN in für damalige Vorstellungen typischer Weise einwendet, es sei doch sehr merkwürdig, dass sowohl Sinken wie Steigen des Luftdruckes zu Apoplexien führen solle. BARTEL kam auf Grund des grossen Materials seines pathologischen Institutes in Wien ebenfalls zu der Beobachtung einer Häufung von Apoplexien bei Wetterstürzen, wofür er einzelne Beispiele mitteilt; aber gerade diese sorgfältigen Untersuchungen BARTELs liefern wieder ein Beispiel, wie mit dem Aufsuchen einer Korrelation zu einem bestimmten meteorologischen Element (Luftdruck) die eindrucksvollen, intuitiven Beobachtungen ungreifbar und unbefriedigend werden. Die Geläufigkeit der Beobachtung einer meteorischen Auslösbarkeit apoplektischer Anfälle mag die Tatsache illustrieren, dass die Erscheinung bereits schriftstellerische Verwendung gefunden hat (vgl. z. B. in THOMAS MANNs „Buddenbrooks").

Über plötzliche Todesfälle an *Lungenembolie* und *Thrombose* liegen Untersuchungen aus der neuesten Zeit vor. FRITSCHE hat 35 Fälle auf ihre Witterungsabhängigkeit untersucht und sagt abschliessend: „Aus diesen Daten glaube ich schliessen zu dürfen, dass unsere Lungenembolien vorwiegend bei Witterungswechsel, bei ‚kämpfendem Wetter' und öfters bei Föhneinfluss eingetreten sind." — Auch KILIAN fand für Freiburg i. Br. unter 45 Fällen 23 unter Föhneinfluss. Dabei ist zu bedenken, dass im Voralpengebiet Föhn dem Einbruche eines Tiefs dicht vorauszugehen pflegt, dass es also dahingestellt sein mag, ob hier dem Föhn (Fallwind) als solchem, oder dem nachfolgenden Tief die Krankheitsauslösung zuzuschreiben ist (vgl. S. 80).

Für plötzliche ungeklärte Todesfälle im Säuglingsalter („Ekzemtod") hat MORO schon vermutet, dass sie mit gewissen Wetterkonstellationen zusammenhängen. JENNY hat in Aarau unlängst einen solchen Fall bei einem $5\frac{1}{2}$ monatlichen, bisher völlig gesunden Kinde beobachtet, das am Tage einer sehr heftigen Böenfront mit Polareinbruch (23. November 1930) plötzlich starb.

Auch plötzliche Todesfälle Erwachsener, bei denen die Sektion Herzleiden oder akute Herzschädigungen ergibt, aber auch solche ohne befriedigenden pathologisch-anatomischen Befund werden von Pathologen vielfach als abhängig von meteorologischen Einflüssen („Föhn" u. ä.) genannt (HELLY, SCHÖNBERG u. a.).

Eine volle Bestätigung dieser Anschauung bringt eine nach Abschluss vorliegender Schrift erscheinende Untersuchung von V. STRUPPLER aus dem pathologischen Institut des Krankenhauses München-Schwabing. STRUPPLER untersuchte Tage mit einer überdurchschnittlichen Zahl von Sektionen aus den Jahren 1928—29 bezüglich der jeweiligen Wetterverhältnisse unter Zugrundelegung der Luftkörperanschauung. Dabei ergab sich ein Anstieg der Zahl von Sektionen gelegentlich von 62 Warmlufteinbrüchen 59mal, gelegentlich von 50 Kaltlufteinbrüchen 41mal, bei sechs Durchzügen okkludierter Zyklonen sechsmal. Im Grenzbereich zwischen zwei Depressionen oder einer Depression und einem Hochdruckgebiet erfolgte der Anstieg unter 14 solchen Vorkommnissen 13mal, zweimal konnte er auch im Vor- oder Zurückweichen der Äquatorialfront beobachtet werden. Föhntagen kam unter 21maliger Beobachtung 20mal gleicher Einfluss zu. Die Anstiege der beobachteten Todesfälle betrafen vor allem *Tod an Apoplexie und Erweichungsherden, an Pneumonie und Empyem, an Tuberkulose, sowie an Herz- und Gefässerkrankungen;* das Ergebnis steht also in völliger Übereinstimmung mit der aus den hier genannten früheren Untersuchungen sich ergebenden Erwartung. Dass manche Frontdurchzüge „blind" verlaufen müssen, wurde schon mehrfach erwähnt.

MARTINI hat in gemeinsam mit FÜLLEBORN angestellten Untersuchungen während des Krieges auf dem Balkan beobachtet, dass durch Wetterstürze **Malariaanfälle** ausgelöst werden. Diese Anfallsauslösung wurde nicht nur bei sonst symptomfreien Keimträgern beobachtet, sondern sogar bei Menschen, in deren Blut Malariaplasmodien vorher nicht nachweisbar waren. HANS J. SCHMID beobachtete in der Gegend von Zürich, dass durch Schneefälle — doch ebenfalls ein Symptom für den Durchzug einer Unstetigkeitsschicht — Malariaanfälle provoziert werden.

Selbst an **Hautkrankheiten** ist ein Meteorotropismus beobachtet worden, wofür BETTMANN Beispiele jüngst mitteilte. So sah L. JAQUET bei einem schweren Gewittersturm 1896 Verschlimmerung von Hautjucken und Hautkrankheiten. Auch Ekzemverschlimmerung kommt vor, ebenso Fälle von „Gewitterpruritus". JOLTRAIN berichtet über Fälle von Urtikarianeigung bei Gewittern. In diesem Zusammenhange interessieren ganz besonders Beobachtungen von BETTMANN an wetterfühligen Patienten (s. S. 66). Das Haut- bzw. Lippencapillarbild solcher Menschen zeigte beim Herannahen von Gewittern ein ausgesprochen „dysergisches" Gefässverhalten mit einem Auftauchen und Verschwinden von Capillaren in ganzen Teilbezirken des Gesichtsfeldes entsprechend einem ständigen Wechsel von Krampf und Lähmung, ohne weiteres vergleichbar den Befunden, die unter pathologischen Bedingungen an der äusseren Haut speziell der Handrücken und Vorderarme als „ausgesprochene vasoneurotische Reaktionen beobachtet werden können". Sehr bald nach Losbrechen des Gewitters fand sich wieder ein klares, harmonisches Bild entsprechend der Norm der Vortage. Diese Befunde scheinen für das ganze Problem der Wetterwirkung allgemeinbiologisch von grösster Bedeutung.

Hier wären des weiteren zu nennen die von PLUNGIAN auf Veranlassung STAEHELINs studierten Blutdrucksenkungen, die sich bei laufenden Untersuchungen an Tagen mit Barometerstürzen zeigten, wobei bereits betont wird, dass die Wirkung sicher nicht mechanisch zu denken sei. J. BAUER berichtet von ungeklärten Temperatursteigerungen an solchen Tagen.

Mit Änderungen der Capillardurchblutung könnten auch die von OSSOINIG mitgeteilten Befunde einer **Schwankung der Tuberkulinempfindlichkeit** an einzelnen Tagen zusammenhängen. Fortlaufende Prüfungen an mehreren Kindern ergaben ein gleichzeitiges Ansteigen und Absinken der Empfindlichkeit (Anstiege: 4. Oktober 1922, 29. Januar — 12. März — 5. April — 3. Mai 1925; Absinken: 18. und 25. Oktober 1922 für Graz). OSSOINIG konnte zunächst das Phänomen nicht erklären, v. HEUSS hat für einige der angegebenen Tage die Wetterverhältnisse nachträglich ermittelt und teilt mit, dass am 12. März 1925 und am 1./2. Mai 1925 ein Kälteeinbruch erfolgte, am 5. April wahrscheinlich eine Abgleitflächenwirkung (s. oben) bestanden hat.

Nur kurz sei endlich die Verschlimmerung von **Keuchhusten** bei „Wetterstürzen" (RAUDNITZ, eigene Beobachtung), sowie das gehäufte Aufschiessen von **Phlyktänen** (persönliche Mitteilung von Ophthalmologen und Leitern von Kindersanatorien) angeführt; hier müssen erst weitere Untersuchungen die Beobachtung erhärten. Ähnlich steht es mit Mitteilungen von WETTSTEIN über gehäuftes Auftreten schwerer Phlegmonen und anderer chirurgischer Hautinfektionen.

In der Literatur sehr umstritten ist vorerst noch die Wetterabhängigkeit gehäufter **epileptischer Anfälle**. Jedenfalls ist in Anstalten eine Gruppenbildung im obigen Sinne seit Jahrzehnten aufgefallen und ein „Meteorotropismus" somit schon sehr wahrscheinlich. So sind denn auch zahlreiche Untersuchungen zur Klarstellung eines fraglichen Wettereinflusses unternommen worden. HALLEY, BRUNNER fanden gehäufte Anfälle bei Barometersturz, Sturm, grossen Niederschlägen, also, wie wir heute sagen würden, beim Durchzug einer typischen Böenfront. Auch LOMER kam zu ähnlichen Ergebnissen, wogegen REICH Wettereinflüsse auf die Entstehung epileptischer Anfälle leugnet.

Wir finden auch hier immer wieder solche Wettererscheinungen in der älteren Literatur diskutiert, die wir heute als „Symptome" für den Durchzug von Fronten kennen und werten. Typisch für dieses Suchen nach einem Wettereinflusse ist namentlich die Arbeit von BREZINA und SCHMIDT (1914). In Zusammenarbeit eines Arztes und eines Fachmeteorologen wurde hier das Beobachtungsmaterial der Niederösterreichischen Landesirrenanstalt „Am Steinhof" systematisch mit Grösse und Wechsel einer grossen Zahl meteorologischer Elemente verglichen. Das Gesamtergebnis nähert sich wieder sehr den genannten Vorgängen. So z. B. wenn es heisst, dass rasche Barometerschwankungen grosser Amplitude „zum grossen Teil mit ungünstigen Zuständen" für Epileptiker einhergehen. Ja an manchen Stellen, wo die Autoren bewusst die Wirkung von Gesamtwetterlagen diskutieren — sie sprechen in damaliger Ausdrucksweise von „Fallgebiet am Ort und Steiggebiet im Westen", d. h. in der heutigen Fassung Warmfrontpassage und nachfolgende Kaltfront —, an diesen Stellen kann man sich des Eindrucks nicht erwehren, dass die Autoren den Zusammenhang gehäufter epileptischer Anfälle mit Frontdurchzügen gefunden haben würden, wenn damals in der Meteorologie bereits etwas von der heutigen Luftkörperanschauung bekannt gewesen wäre. Aber auch alle späteren Untersuchungen bis in die neueste Zeit scheiterten an der Methodik, so z. B. wenn DANNHAUSER an dem von ihm verarbeiteten grossen Material „*statistisch*" keine Beziehungen zu Luftdruck, zu Luftdruckschwankungen, zu Gewitterneigung findet, und MAX MEYER in einer zusammenfassenden Bearbeitung des Problems bis zum Stand von 1928 diese Wetterabhängigkeit der Epilepsie verneint. Aber es scheint trotzdem nicht ausgeschlossen, dass diese Autoren wie so viele ihrer Vorgänger eben an dieser statistischen Methode des Aufsuchens einer Beziehung zu einzelnen meteorologischen Elementen scheiterten. Denn solche statistische Bearbeitungen laufen letzten Endes auf die Bildung eines Mittelwertes einzelner meteorologischer Elemente aus bestimmten Tagen hinaus, wogegen ein Einzelelement uns eben niemals ein Maß über Durchzug und Wirkungsgrad einer Unstetigkeitsschicht gibt. Jedenfalls scheint auch hier eine Nachprüfung lohnend und MAX MEYER hat diese bereits angekündigt. Mit den genannten Fragestellungen scheinen *Wettereinflüsse auf Geisteskrankheiten* noch keineswegs erschöpft. So berichtet KRYPIAKIEVITZ, dass Monate mit den häufigsten und intensivsten Luftdruckschwankungen gehäufte *Todesfälle von Geisteskranken* aufweisen und dass Barometerstürze zu Verschlimmerung im Befinden zahlreicher Kranker, zu Unruhe, zu *paralytischen Anfällen* führen.

An einem Tage wurden zum Beispiel in der Privatirrenanstalt, an welcher KRYPIAKIEVITZ wirkte, Anfälle oder Verschlimmerungen bei fünf Paralytikern, verschiedenste Beschwerden bei vier weiteren, sonst ruhigen Patienten und lanzinierende Schmerzen (!) bei einem Tabiker beobachtet.

Mit den letzteren Feststellungen nähern wir uns den vielfach studierten **psychischen Wirkungen,** die gewöhnlich als „*Wetterfühlen*" heute zusammengefasst werden und ziemlich häufige Phänomene darstellen. FRANKENHÄUSER spricht geradezu von „Zyklonopathie" oder „Zyklonose", LÖWENFELD von „Witterungsneurose", COHN von „Meteoropathie", FARKAS hat die Erscheinungen als „Wetterfühlen" beschrieben (vgl. besonders die Monographien von BERLINER und HELLPACH).

Neben den schon S. 53 genannten sensiblen Reizerscheinungen peripherer Natur kommen bei gewissen Menschen — oft, aber keineswegs immer, handelt es sich um Neurastheniker, Menschen mit einem ausgesprochenen labilen vegetativen Nervensystem („vegetativ Stigmatisierte") — allgemein *centralnervöse Erscheinungen* vor, deren Bild individuell sehr wechselt (Reizbarkeit, Erregungszustände, Mattigkeit und Müdigkeit, Arbeitsunfähigkeit, depressive Stimmungslagen, Schwächung der Willenskraft, Angstgefühle, Schlafstörungen, Ohrensausen, Schwindel, Kopfschmerz, Übelkeit bis zum Erbrechen, Störungen an vegetativ innervierten Organen [Herz, Magen-Darmkanal]).

NIETZSCHE war z. B. nach den Studien von P. COHN ein ausgesprochen wetterempfindlicher Mensch.

Diese psychischen Wirkungen sind an sich sehr interessant; für ein weiteres Studium von Wettereinflüssen bilden sie aber vorerst doch mehr nur eine Illustration und Veranschaulichung zu dem allgemeinen Problem. Denn es haftet ihnen eben der *subjektive Charakter* der Beobachtung an.

Eine kurze Zusammenfassung der im vorstehenden erörterten, bis heute vorliegenden Ergebnisse mag folgende Tabelle 7 geben.

Überblickt man die Tabelle 7, so mag zunächst die grosse äusserliche Vielgestaltigkeit meteorotroper Krankheiten auffallen. Endogene, sich an verschiedensten Organsystemen auswirkende Erkrankungen wechseln mit Infektionskrankheiten, allerdings solchen, welche zwar einen bekannten Erreger als conditio sine qua non besitzen, welche sich indes als nicht oder doch als nur beschränkt „kontagiös" erweisen, was bemerkenswert erscheint. Vorgreifend sei schon hier erwähnt, dass wir eine ähnliche Vielgestaltigkeit wieder bei den Saisonkrankheiten antreffen werden, eine Tatsache, welche die *Möglichkeit* derartiger atmosphärischer Einflüsse völlig einwandfrei demonstriert.

Das Kennzeichen der zeitlichen Gruppenbildung ist für alle diese genannten Krankheiten meist seit langem bekannt. Soweit nicht Untersuchungen aus der neuesten Zeit vorliegen, geht doch aus der älteren

Beobachtung der „Meteorotropismus" in dem hier gebrauchten Sinne ziemlich unzweideutig hervor, wie im vorstehenden für die einzelnen Krankheitsbilder gezeigt wurde.

Tabelle 7.

„Wetterkrankheiten" („meteorotrope Krankheiten"), im Sinne einer Auslösbarkeit durch atmosphärische Unstetigkeitsschichten.

Ein Zusammenhang zwischen Krankheitsschüben und dem Durchzuge atmosphärischer Unstetigkeitsschichten ist:

gesichert oder fast gesichert	sehr wahrscheinlich	möglich aber noch eingehend zu untersuchen
Akuter Kehlkopfcroup (jeder Ätiologie). *Spasmophilie beim Säugling* in allen akuten Manifestationen (tetanische und eklamptische Anfälle). *Eclampsia gravidarum* *Schmerzattacken* (Wetterempfindlichkeit an allen *chronisch entzündeten Geweben*; rheumatisch, an *Narben*, an arthritisch veränderten *Gelenken*, an tuberkulösen Narben im Lungengewebe usw., *lanzierende Schmerzen bei Tabes*). *Neuritische* Schmerzen. *Haemoptoe.* Akute „*Erkältungskrankheiten*" der oberen Luftwege. Akuter *Glaukomanfall.* *Apoplexie und Thrombose.*	*Croup. Pneumonie.* *Asthma-bronchiale-Anfälle* (gewisse Formen). *Epileptische Anfälle.* *Appendicitis* (gewisse Formen). *Migräneanfälle* (gewisse Formen). *Malariaanfall* bei chronischer Malaria. *Plötzliche Todesfälle* beim Säugling („*Ekzemtod*"). *Lungenembolie.* Tod an *Coronarsklerose.* *Anginen* (genuine und postoperative).	Beginn von *Diphtherie* (auch septischen Formen) und von *Scharlach* Gewisse Schmerzattacken bei *Koliken* verschiedenster Art.

So wird man zu der scheinbaren Vielgestaltigkeit der Wirkung atmosphärischer Unstetigkeitsschichten das Verknüpfende zu suchen bestrebt sein, mit anderen Worten es interessiert in erster Linie die feinere Pathogenese der Krankheitsauslösung.

5. Spezielle Fragen zum Zustandekommen der Krankheitsauslösung.

a) Zum Vorgang der Krankheitsauslösung.

Für eine Diskussion des Vorgangs der Krankheitsauslösung scheint es am Platze, eine prinzipielle Klarstellung voranzustellen. *Die Wirkung der genannten atmosphärischen Unstetigkeitsschichten ist niemals als „Krankheitsursache" schlechtweg zu betrachten, sondern sie bildet die letzte Auslösung,* den Zündungsfunken, der einen durch eine Reihe krankhafter Vorgänge bereits prädisponierten Organismus trifft und nunmehr diesen letzteren „sichtbar" erkranken lässt. Diese Vorstellung steht in völligem Einklange mit dem, was wir sonst in der Medizin über „Krankheitsursachen" uns vorzustellen gewohnt sind. Über den Konditionalismus in der Medizin, über den Begriff des Ursachenkomplexes, über Haupt- und Nebenursachen usw. ist ja gerade in den letzten Jahren viel diskutiert worden.

In sehr klarer Weise demonstriert uns das Gesagte die Beobachtung der Säuglingsspasmophilie, bei der wir in der Lage sind, die krankhafte Umstimmung des Körpers, die „latente Spasmophilie", welche dem Ausbruch akuter „manifest spasmophiler" Erkrankungsformen vorangehen muss, einwandfrei klinisch und blutchemisch nachzuweisen. Und hier sehen wir gerade, dass für die akuten Manifestationen als auslösende Ursache der Durchzug atmosphärischer Unstetigkeitsschichten wirken kann. Bei der Eklampsia gravidarum, bei der Hämoptoe, bei der Apoplexie, beim epileptischen Anfall, beim akuten Glaukom und anderen in der Tabelle 7 genannten Krankheitsbildern erscheint es uns völlig klar, dass *der Krankheitsäusserung ein präparoxysmaler Krankheitszustand im Sinne einer Bereitschaft vorangehen muss,* nur dass wir hier nicht oder doch nur sehr unsicher in der Lage sind, diese Bereitschaft festzustellen.

Wie haben wir uns nun die Auslösung einer Krankheit durch jene atmosphärischen Unstetigkeitsschichten zu denken oder mit anderen Worten, welchem meteorischen Faktor ist die Krankheitsauslösung kausal zuzuordnen? Schon S. 15 wurde betont, dass ein Zusammenhang zunächst niemals einfach mechanisch gedacht werden soll und das gilt solange, bis die Kausalverbindung im einzelnen feststeht; wie schon gezeigt, muss ja bei einem Luftkörperwechsel und beim Durchzuge einer Unstetigkeitsschicht der Atmosphäre sehr vielerlei an den einzelnen meteorologischen Elementen sich ändern. Nach Feststellung einer Wetterabhängigkeit mag es zweifellos verlockend erscheinen, sich eine Theorie über die feineren Vorgänge bei dieser Auslösung zu bilden. Zumeist verfuhr man damit aber einfach in der Weise, dass man *unter der reichen Auswahl* ein für den gegebenen Spezialfall der studierten Krankheit mehr oder minder plausibel erscheinendes *meteorologisches Element herausgriff* und auf seine Veränderung eine Theorie aufbaute. So befriedigt alles über diesen Punkt in der Literatur enthaltene sehr wenig.

Schon anlässlich der Wetterabhängigkeit der *Hämoptoe* wurden Beispiele einer solchen deduktiven Theoriebildung angeführt (s. S. 52). Sie liessen sich erheblich vermehren (vgl. z. B. die Vorstellungen über die *Wetterschmerzen* S. 5). Lederer sieht für die *Wetterabhängigkeit der Atmungserkrankungen* einen Hauptfaktor in der durch das Anwachsen der Windstärke bedingten Staubentwicklung und einer dadurch erleichterten Infektionsmöglichkeit für die Atemwege. Das scheint mir, wie andernorts schon betont, ein sehr grob mechanischer Erklärungsversuch, gegen den aus anderen Gesichtspunkten übrigens schon Kirsch Einspruch erhoben hat. Lederer übersieht:

1. Es kommen — auch im Material Lederers — ausgesprochene Gipfel vor, ohne Zunahme der Windstärke.

2. Es kommen Gipfel der Erkrankungsziffer vor auch bei Schneelage, wo also von einem Aufwirbeln von Bakterien nicht gut gesprochen werden kann.

3. Wir sehen die gleichen meteorischen Vorgänge auch Krankheiten auslösen, die mit Infektion sicher nichts, mit Staubinfektion schon gar nichts zu tun haben.

Auch die von Jakobs und v. Heuss nach Feststellung der *Eklampsie*häufung auf Kaltlufteinbrüche entwickelten Erklärungsversuche können so lange nicht befriedigen, als über die Pathogenese der Eklampsie als solcher noch nicht im entferntesten eine Einigkeit unter den Geburtshelfern besteht.

Ebenso liegen die Verhältnisse bei der von H. Baar gegebenen Erklärung der Wirkung des *Tetaniewetters* auf den Körper. Beobachtet ist, dass nach mehreren trüben Tagen ein sonniger Tag Tetanieschübe auslösen kann. Beobachtet ist ferner, dass eine Höhensonnenbestrahlung den anorganischen Phosphorspiegel im Blutserum hebt und damit vorübergehend zu einer reaktiven Hypocalcämie und zu Anfällen führen kann. Baar schliesst: Der sonnige Tag führt zu vermehrter Phosphorresorption aus dem Darm — Phosphoranstieg im Blut — reaktive Hypocalcämie — Steigerung der Erregbarkeit des peripheren Nervensystems und Anfall.

Diese Schlusskette setzt implizite aber voraus:

1. Dass die letzten Endes den Phosphorspiegel im Blut beeinflussenden ultravioletten Wellenlängen des Sonnenlichtes wirklich *auf die Erde gelangen*, was sie nach den Untersuchungen von A. F. Hess und Lundagen (s. S. 99) im Februar bis März, also in der Tetaniezeit noch nicht tun.

2. Dass die erkrankten *Kinder* an dem „Sonnentag" zum mindesten der *Sonne ausgesetzt* waren. Meist sind sie das in dieser Jahreszeit nicht. Sie erkranken aber, wiewohl sie kein Sonnenstrahl und vor allem nicht die ultraviolette Komponente desselben trifft. Sie liegen in mit gewöhnlichem, also ultraviolett-undurchlässigem Glas abgedichteten Zimmern einer Anstalt oder Wohnung.

Wir sollten in all diesen Fragen mit Theorien oder gar mit Ketten von theoretischen Schlüssen zunächst möglichst vorsichtig sein und lieber feststellen, dass wir über den feineren Zusammenhang nichts wissen. Wir sollten zunächst nur möglichst viele und möglichst exakte Beobachtungen sammeln ohne vorerst etwas zu präjudizieren.

Dass eines der geläufigen meteorologischen Elemente, wie Luftdruck, Temperatur, Feuchtigkeit, Windstärke für die Auslösung auch nur im Entferntesten in Frage käme, erscheint völlig ausgeschlossen, es wäre ein solcher Zusammenhang längst ermittelt worden und es wäre nicht diese Unzahl gerade auf einen solchen Nachweis zielender Untersuchungen ergebnislos verlaufen. Was diese „ergebnislosen" Untersuchungen eben immer wieder dartun ist ja gerade die Beobachtung, dass der Luftdruck sich *nicht* ändern muss, die Temperatur kaum merkliche Unterschiede aufzuweisen *braucht* und *trotzdem* eine Krankheitsauslösung erfolgt; ganz abgesehen von Änderungen der Luftfeuchtigkeit, denen ein Kranker im Krankenzimmer schon nicht mehr unterliegt und der trotzdem seine Gelenkschmerzen fühlt. *Für die Krankheitsauslösung werden, wie oben schon erwähnt, nur Faktoren in Betracht kommen, welche in sehr allgemeiner Richtung in das Körpergeschehen einzugreifen vermögen.* Denn wenn bei dem gleichen Vorgang das eine Individuum an Croup, ein anderes an Eklampsie, ein drittes an Säuglingstetanie, ein viertes an Narbenschmerzen erkranken kann, so sind diese verschieden gearteten Krankheitsformen nur unter Annahme einer den Gesamtkörper umstimmenden Ursache auf einen gemeinsamen Nenner hinsichtlich Auslösung zu bringen.

Aber selbst die allgemeine Aussage eines „Luftkörperwechsels" trifft nicht dasjenige, was für die Krankheitsauslösung maßgebend sein muss.

Von prinzipieller Bedeutung erscheint für die Pathogenese der Krankheitsauslösung zunächst die Beobachtung, dass die Krankheitsfälle bereits dicht *vor* dem Eintritt eines Luftkörperwechsels auftreten können, d. h. schon beim Herannahen der Unstetigkeitsschicht.

Insbesondere die genannten Narbenschmerzen, die Exacerbation chronisch rheumatischer, neuritischer oder chronisch entzündlicher Prozesse bei „Wetterumschlägen" treten bereits beim *Herannahen* und nicht erst mit dem erfolgten Wetterumschlag ein.

Gerade diese Beobachtung ist so typisch, so alltäglich, sie macht solche Individuen ja vielfach zu richtigen und oft erstaunlich verlässigen „Wetterpropheten" (s. S. 54). Ich habe es erlebt, dass ein befreundeter Kollege mit einer wetterempfindlichen Lungenspitzennarbe mir bei wolkenlosem Himmel einen Wettersturz vorhersagte, der 18 Stunden später unter schweren Schneeböen und Schneegewitter erfolgte.

Feige und Freund fanden an dem von ihnen studierten „Testobjekte" rheumatischer Beschwerden, dass hierbei nur die der Front folgenden („postfrontalen") Vorgänge vorausgefühlt werden (Schauerregen, Gewitter), nicht aber die präfrontalen (Landregen, präfrontaler Föhn).

Die Croupfälle sowie die rheumatischen Schmerzen treten des weiteren auch auf, wenn der *Luftkörperwechsel nicht am Orte selbst, wohl aber in unmittelbarer Nähe erfolgt.* Hierfür geben die Fälle an der Grenzfläche okkludierter Zyklonen und jene bei Störungen durch die Äquatorialfront treffende Beispiele.

Die „unmittelbare Nähe" solcher in der Ausdehnung von Hunderten Kilometern sich abspielender Vorgänge leuchtet leicht ein. Dass wir Vorgänge solcher Mächtigkeit, die sich in einigen Kilometern über der Erdoberfläche abspielen, für den ersten Augenblick als etwas „Fernes" werten, liegt nur an unserer Ungewohntheit, mit solchen Höhen zu rechnen. Denkt man sich aber dieselbe Entfernung horizontal auf der Erde als Entfernung eines meteorischen Vorganges, so empfindet jeder, wie „nahe" derselbe sich abspielt.

Mit anderen Worten, *eine Krankheitsauslösung kann schon erfolgen zu einer Zeit, wo mit den bisherigen Messungen eine Änderung am Beobachtungsort noch kaum festzustellen ist. Jede Theorie über die Auslösung von Krankheiten durch Wettervorgänge muss unter allen Umständen diese Beobachtungen berücksichtigen.*

Aus diesen Tatsachen ergibt sich nämlich, dass für die Auslösung eigentlich nur eine Ursache ernstlich in Frage kommt, welche einer „Fernwirkung" fähig ist — sei es beim Herannahen, sei es beim Wegziehen über einen Ort in nächster Nähe.

Um nicht missverstanden zu werden, möchte ich betonen, dass hier das Wort *„Fernwirkung" nicht im strengsten Sinne der Physik* gebraucht ist; es soll lediglich besagen, dass ein beobachtbarer Vorgang bereits auf grosse Entfernungen Wirkungen entfaltet, ohne dass wir den Träger und Übermittler dieser Wirkungen bis jetzt klargestellt haben.

Als Träger solcher Wirkungen schienen mir von Anfang an elektrische Vorgänge am wahrscheinlichsten, wenngleich ich hierin stets nur eine Arbeitshypothese erblicke, solange der Beweis ihres Zutreffens oder Nichtszutreffens noch aussteht.

Dieser Gedanke ist übrigens keineswegs neu, wenngleich er sich heute mit neuen Gründen belegen lässt. Er tauchte bereits vor etwa 100 Jahren zur Zeit der ersten Entdeckungen elektrischer Vorgänge auf. STICKER — selbst ein eifriger Verfechter der Erkältungslehre — berichtet über mehrere Autoren, die „elektrische Theorien der Erkältung" vertraten und er tut es „weil sie jeden Augenblick wiederkehren können".

Unter diesen Beobachtungen ist naturgemäß viel reine Spekulation, angeregt durch naturphilosophische Richtungen ihrer Zeit. Man wird diese hier übergehen können; doch eine sehr interessante Beobachtung findet sich (zitiert nach STICKER) darunter. „HILDEBRAND sah im Juni 1819 bei heftigen Stürmen und Gewittergüssen und Hagelschlägen die rheumatischen Erkrankungen so zunehmen, wie kaum im Herbst; im Juli des folgenden Jahres zeigte sich bei gleicher Luftbeschaffenheit eine ähnliche Krankheitsbestimmung. Das brachte ihn auf die Idee, die Erkältungskrankheiten auf die feineren Einflüsse der Atmosphäre zurückzuführen, die sich beim Wechsel im gewöhnlichen Verhältnis der Luftelektrizität, bei Flut und Ebbe in der Intensität des Erdmagnetismus entwickeln". Man wird hier unwillkürlich an die in Abb. 11 und 12 gezeigten Vorgänge erinnert.

Auch in der Folge wurden verschiedentlich luftelektrische Erscheinungen bis in die neueste Zeit für die Erklärung krankhafter Vorgänge heranzuziehen versucht, oder doch die Möglichkeit einer solchen Einwirkung diskutiert [vgl. z. B. bei ROSENHAUPT, der Einflüsse auf die Sommersterblichkeit der Säuglinge zur Diskussion stellte, BURCKHARDT (Asthma), HANS J. SCHMID (Wetterfühlen), UNVERRICHT, SCHROEDER, SZARVAS und PALYI (Hämoptoe), GYÖRGY (Tetanie)].

Wir sind über elektrische Vorgänge in der Atmosphäre wegen gewisser methodischer Schwierigkeiten noch verhältnismäßig wenig unterrichtet. über ihre Wirkung auf den Menschen und Krankheitsgeschehen beginnt sich erst heute das Dunkel langsam zu lichten.

Dass an der Unstetigkeitsschicht einer Front elektrische Vorgänge von ganz immensen Dimensionen sich abspielen, beweist schon das unmittelbare Erlebnis eines Bögewitters oder Frontgewitters. Es ist ferner bekannt, dass der Durchzug einer Front zu plötzlichen Störungen im elektromagnetischen Erdfelde Anlass gibt. Dass ferner ein Luftkörperwechsel auch mit einer Änderung des elektrischen Milieus (Ionengehalt und Ladung) einhergehen muss, geht aus der Tabelle der Luftkörpercharakteristik S. 19 hervor.

Neueste Untersuchungen von H. Israel haben gezeigt, dass namentlich die höchsten Zahlen „schwerer Ionen" — „der infolge seiner Variabilität interessanteste und bedeutendste Faktor im Elektrizitätshaushalt der Atmosphäre" — in der Mischluft atmosphärischer Unstetigkeitsschichten gefunden werden.

In diesem Zusammenhange interessieren nun einige Untersuchungen aus der neuesten Zeit. Dugge fand bei Barometersturz und Föhn eine Erhöhung des elektrischen Hautwiderstandes des Menschen. Schorer hat Messungen der Luftelektrizität mit den Angaben eines wetterempfindlichen Menschen verglichen und kam zu dem Ergebnis, dass Beschwerden zu 90% dann auftreten, *wenn negative Elektrizitätsträger in der Atmosphäre über positive überwiegen;* durch negatives Aufladen der Luft in Räumen liessen sich unter gewissen, noch nicht genauer bekannten Umständen gleiche Beschwerden bei wetterempfindlichen Menschen erzeugen. Hier wäre auch der Wirkungen inhalierter Luft mit negativer Aufladung zu gedenken, welche namentlich Dessauer unter therapeutischen Gesichtspunkten (blutdrucksenkende Wirkung u. ä.) studiert hat.

Schorer hat seine Befunde durch weitere Untersuchungen an einer grösseren Patientenzahl erhärtet und die von ihm mitgeteilten Versuchsprotokolle ergaben in 130 Versuchen eine Übereinstimmung mit der Erwartung in 78,4%. Schorer denkt sich die Wirkung der Luftelektrizität auf dem Wege der Atmung und diskutiert die Möglichkeiten, die sich bis heute erkennen lassen (Änderungen der Durchlässigkeit der Alveolarwand, Änderungen des Kohlensäureausscheidungsvermögens oder der Sauerstoffaufnahme). Bei den obigen Versuchsreihen fand Schorer an Tagen mit überwiegend positiven Elektrizitätsträgern der Luft in der Tat einen höheren (normalen) Wert für die *alveoläre Kohlensäurespannung*, als an Tagen mit überwiegend negativer Ladung. (Vgl. dazu die S. 102 erwähnte Jahreszeitenschwankung der alveolären Kohlensäurespannung, die neuerdings von Straub, Gollwitzer-Meier und Schlagintweit nachgewiesen wurde). Da die alveoläre Kohlensäurespannung ein Maß für die aktuelle Blutreaktion darstellt, wir andererseits wissen, wie ungemein fein Lebensprozesse auf Änderungen der Blutreaktion eingestellt sind und ansprechen, so ergeben sich hier manche *Ausblicke für die Frage der Wetterwirkung*, wie Schorer auch ausführt: „Die Fülle der Erscheinungen solcher Wetterkranker sind mitbedingt durch die verschiedenen Anspruchsmöglichkeiten des betreffenden Individuums und dessen Organe. Aber die Art dieser Erscheinungen mit ihren meist tief ins Lebensgefühl des betreffenden Menschen greifenden Wirkungen . . . . . weist auf Vorgänge allgemeinster und primitivster Natur hin, Vorgänge die jedem Lebensgeschehen eigen sein müssen. . . . . . Das Allgemeinbefinden des Menschen ist ein weit feineres Reagens auf Störungen von Lebensvorgängen als unsere Untersuchungsmethoden. Wir können uns die Abstufung der hier in Betracht kommenden Störungen und deren zeitlichen Ausgleich nicht fein genug vorstellen. Freilich hält die Natur mit erstaunlicher Zähigkeit an der Aufrechterhaltung der Isohydrie, d. h. der für die Lebensvorgänge richtigen Wasserstoffzahl fest. . . . . . Zur Aufrechterhaltung des Lebens von Gesunden wird ihr das in den hier in Betracht kommenden Fällen gelingen". Bestätigen sich die Befunde SCHORERs, so wäre in erster Linie zu untersuchen, *wie sich die verschiedenen atmosphärischen Unstetigkeitsschichten in ihrer Beeinflussung der Luftionisation verhalten,* bzw. wieweit sie das Verhältnis positiver und negativer Ladung verändern. Für die Meteorologie spielen diese Messungen keine Rolle und so wurden sie bisher auch nicht unternommen.

Hier sei auch erinnert an die neuesten Befunde BETTMANNs über typische Änderungen des Capillarbildes der Lippenschleimhaut gewitterempfindlicher Menschen beim Herannahen eines Gewitters (vgl. S. 63). Auch die Mitteilung J. LÖFFLERs über Glaukomanfälle bei lokalen Wärmegewittern, die in ihrer biologischen Wirkung sich also wie der Durchzug einer Front verhalten, wäre hier zu nennen (vgl. S. 52).

Meines Wissens liegen auch Untersuchungen vor über eine von Wetterfronten ausgehende Kurzwellenstrahlung; von letzterer kennen wir anderseits starke Wirkungen auf den Menschen (Kopfschmerz, Apathie und Müdigkeit [SCHLIEPHAKE]).

Das Volk kennt übrigens gegen die Wetterschmerzen bei den oben genannten Leiden drei Hausmittel: Packungen mit Katzenfell oder mit Seide oder mit gepulvertem Siegellack — wir lächeln über diese Zusammenstellung, aber alle drei sind ausgesprochen reibungselektrische Körper!

In einer früheren Arbeit habe ich kurz über eine Selbstbeobachtung dieser Art berichtet; ich möchte hier nur darauf verweisen.

Ich stelle diese Fragen nach wie vor lediglich zur Diskussion. Es werden noch viele Untersuchungen bis zur endgültigen Klärung eines möglicherweise bestehenden Kausalzusammenhanges notwendig sein.

Noch eine andere Möglichkeit der scheinbaren Fernauslösung wäre denkbar. Einer Mitteilung von Prof. Dr. HARMS und Prof. Dr. OTT vom Physikalischen Institut Würzburg verdanke ich den Hinweis, dass an gewissen Tagen eine Einstellung ausserordentlich empfindlicher Bolometer ohne erkennbare Ursache misslingt und dass die Luftfibrationen einer Galtonpfeife jenseits der oberen Hörbarkeitsgrenze noch Kopfschmerzen beim Menschen auslösen. Andererseits hat die

„Stossluftwirkung", d. h. das feine Oszillieren des Luftdruckes bei Erklärungs-
versuchen der Föhnwirkung auf den Menschen eine grosse Rolle gespielt.

Diese Andeutungen mögen genügen zur Anregung der Fragestellung, ob etwa
feinste Luftvibrationen (evtl. von wechselnder Wellenzahl) beim Andringen einer
Unstetigkeitsschicht erfolgen und von disponierten Menschen beantwortet werden.

Einer Lösung werden diese Probleme auch hier erst durch eine
intensive Zusammenarbeit zwischen Meteorologie und Medizin näher
gebracht werden können.

Eindeutiger ist dagegen wohl heute schon der letzte *Angriffspunkt
dieser atmosphärischen Wirkungen im Körper* zu erkennen. Es kann
kaum ein Zweifel sein, dass er letzten Endes *im vegetativen Nerven-
systeme* zu suchen ist, dessen dominierende Stellung im Körpergeschehen
heute mehr und mehr betont wird und das gerade auch für Krankheitsvorgänge von so entscheidendem Einfluss ist. Die Abhängigkeit seiner
Reaktionslage von der aktuellen Blutreaktion, die wir in der alveolären
Kohlensäurespannung messen, ist sicher, so dass oben genannte Feststellungen sich hier gut einfügen. Dass aber das vegetative Nervensystem
auf den Durchzug atmosphärischer Unstetigkeitsschichten anspricht,
geht nicht nur aus den Beobachtungen BETTMANNs an Hautcapillaren,
aus den Beobachtungen über Schwankungen der Tuberkulinempfindlichkeit hervor, sondern auch aus den genannten vielfältigen Beschwerden
wetterempfindlicher Menschen und namentlich aus der Tatsache, dass
unter den besprochenen meteorotropen Krankheiten besonders viele
sich finden, für welche Einflüsse des vegetativen Nervensystemes ohne-
dies anzunehmen sind (Säuglingsspasmophilie, Schwangereneklampsie,
Apoplexie, Bronchialasthma, Thrombose und Embolie [BOSSMANN],
Glaukom usw.). Auch bei den Saisonkrankheiten werden uns diese
Fragen, wie hier nur angedeutet sei, nochmals begegnen.

*Im vegetativen Nervensystem werden wir also jenes Relais zu suchen
haben, von welchem aus bei Prädisposition des Körpers das akute Erkranken durch die genannten atmosphärischen Vorgänge ausgelöst werden
kann.* Mit anderen Worten, wir haben uns nicht vorzustellen, dass *der
Durchzug atmosphärischer Unstetigkeitsschichten* zu Croup, oder zu
Eklampsie usw. führt, sondern dass dieser *eine bestimmte Reaktion oder
Reaktionslage des vegetativen Nervensystemes schafft,* welche einen in
diesem oder jenem Sinne prädisponierten Körper zum sichtbaren Erkranken bringt.

b) Die Zahl der ausgelösten Krankheitsfälle.

Wie schon S. 16 gesagt, hängt die *Zahl der* bei einer bestimmten
meteorischen Änderung beobachteten *Erkrankungen* ganz allgemein
gesprochen einerseits *von der Zahl der „Empfänglichen"* ab, die von dem
meteorischen Ereignis betroffen werden; andererseits könnten *Unterschiede in der Wirkungsstärke der* einzelnen obengenannten *meteorischen*

Vorgänge bestehen. Das Problem, wie die Zahl der Empfänglichen sich ändert, ist jedenfalls von allem vorigen streng zu trennen, wenn es auch praktisch in engster Beziehung zu ihm steht. In diesem Sinne ist es nicht uninteressant, einmal rein theoretisch Fragen zu diskutieren, welche hierzu Beziehung haben.

Wir werden später sehen, dass *eine grosse Anzahl der hier als meteorotrop erkannten Krankheiten sich auch als Saisonkrankheiten erweist.* Diese Tatsache scheint mir von prinzipieller Bedeutung. *Nehmen wir einmal an, dass ein rhythmischer atmosphärischer Vorgang,* den wir um nichts zu präjudizieren als „Saisonfaktor" bezeichnen, *die Disposition des Menschen zu einer bestimmten Krankheit jahreszeitlich steigert und schwächt,* so würde dieser Faktor über die Grösse der von dem einzelnen meteorischen Ereignis auslösbaren Gruppe entscheiden.

In der Tat beobachten wir, dass die *Gruppen in den begünstigten Jahreszeiten grösser sind und dichter stehen als in den übrigen Monaten.* Die Frage nach der wechselnden Zahl Empfänglicher würde in diesem Falle also von der Lösung des Problems der Saisonkrankheiten abhängen. Dort wird nochmals darauf zurückzukommen sein.

Aber noch wesentlich kompliziertere Probleme greifen in diese Fragen herein. *Zu den meteorotropen Krankheiten* gehören mit grosser Wahrscheinlichkeit *auch ausgesprochene Infektionskrankheiten* wie Diphtherie und Scharlach.

Hier spielt also das ungelöste Problem des An- und Abschwellens endemischer Infektionskrankheiten herein, auf das hier nur verwiesen werden kann. Es wäre in diesem Zusammenhange nicht uninteressant, dass man die epidemischen Wellen von Diphtherie mit den BRÜCKNERschen *Klimaperioden* in Verbindung zu bringen versucht hat (WOLTER, LADE), indem für diese Krankheiten ganz analog den kleinen Saisonwellen grosse, ebenfalls meteorisch oder kosmisch bedingte Rhythmen Bedeutung hätten (vgl. hierzu aber S. 6).

Für manche Krankheiten kompliziert sich die Frage nach der Empfänglichkeit für meteorische Vorgänge in anderer Richtung, beispielsweise für den akuten Kehlkopfcroup.

Wie schon früher erwähnt, verstehen wir unter Croup die Beteiligung von Kehlkopf und Trachea bei einer Reihe von Grundkrankheiten (Diphtherie, Masern, Grippe [Scharlach]). Da jede dieser Krankheiten ebensogut ohne Larynxbeteiligung verlaufen kann, haben wir für das Auftreten von Croup zwei voneinander streng zu trennende Bedingungen zu unterscheiden:

1. Die Bedingung für das Auftreten von Diphtherie, Masern, Grippe oder Scharlach.
2. Die Bedingung für die Beteiligung des Kehlkopfes an der Erkrankung.

Soll ein bestimmter meteorischer Vorgang zu Croup führen, so muss also vorausgesetzt werden, dass zum mindesten eine bestimmte Grundkrankheit bereits vorhanden ist, oder jedenfalls gleichzeitig von dem meteorischen Vorgange ausgelöst wird.

Für die letztere Annahme haben wir einige Anhaltspunkte aus den Untersuchungen von Schade, sowie Lederer gewonnen. Die infektiösen Erkältungskrankheiten der Atemwege werden ja vielfach als „Grippe" angesprochen und ihre Frequenz wird, wie oben dargelegt, mit grosser Wahrscheinlichkeit ebenfalls durch die genannten meteorischen Vorgänge gesteigert. Auch für Diphtherie scheint Gleiches zu gelten.

Diese Bemerkungen schienen mir nötig um zu zeigen, dass die Verhältnisse im einzelnen ausserordentlich verwickelt liegen können und wir uns vielfach erst am Anfange unserer Kenntnisse befinden.

Nicht besser steht es mit der zweiten *Möglichkeit einer Gleichwertigkeit oder Verschiedenwertigkeit der einzelnen meteorischen Ereignisse* hinsichtlich ihrer krankheitsauslösenden Fähigkeit.

Wenn wir beispielsweise sehen, dass Croupfälle das eine Mal sich auf die Kaltfronten beschränken, ja sogar längere Zeit hindurch immer nur wieder auf dieser auftreten (vgl. hierzu Abb. 8, 11, 12), dass ein andermal ein deutliches Übergewicht der Warmfronttypen beobachtet wird (vgl. hierzu Abb. 15) und dass endlich bei wieder anderer Gelegenheit in dichtem Wechsel Warm- und Kaltfront Krankheitsfälle auslösen (Abb. 31), so liegt die Frage nach dem „Warum" einer solchen Eigenart nahe. Diese Frage ist bis heute in keiner Weise beantwortbar, sie liegt so dunkel, dass es nicht einmal Zweck hat, darüber Meinungen zu äussern. Ja, wir wissen nicht einmal, ob diese verschiedenen Typen entstehen aus Ursachen, die mehr im Empfänglichen oder aus solchen die mehr in bestimmten Zyklontypen oder deren Eigenschaften verankert liegen. Allerdings scheinen *unter den allgemein „wetterempfindlichen" Menschen zwei Typen* vorzukommen, solche nämlich, welche mehr auf das „Vorderseitenwetter", und solche, welche mehr auf das „Rückseitenwetter" einer Zyklone ansprechen. Ob diese Beobachtung in die genannte Fragestellung hineinspielt, muss allerdings dahingestellt bleiben.

Dass die Polarfronttypen bei Krankheitsauslösung an sich zahlenmäßig erheblich überwiegen gegenüber den Äquatorialfronttypen — das Verhältnis dürfte etwa 10—15:1 sein — erklärt sich hingegen ohne weiteres. Unser Gebiet steht, wie oben schon kurz erwähnt, im wesentlichen noch unter dem Einflusse der Polarfront; wohl gekennzeichnete Störungen von seiten der Äquatorialfront sind ungleich viel seltener.

Aber auch die tatsächlichen meteorischen Verhältnisse, die für diese Frage Bedeutung haben können, ergeben manche *Möglichkeiten für Verschiedenwertigkeit der Unstetigkeitsschichten.* Einmal wird die Geschwindigkeit, mit der die Front sich über Landstriche bewegt, eine Rolle spielen. Diese Geschwindigkeit weist grosse Unterschiede auf (man denke an die Böenfronten). Des weiteren sind die Unterschiede der angrenzenden Luftkörper viel variabler als bisher besprochen. Ich verweise hier vor allem auf die Arbeiten von Linke und seines Instituts. Darnach können die genannten Luftsorten der Polar- und Tropikluft auf ihrem oft langem Wege eine erhebliche Abänderung verschiedener Eigenschaften erfahren, so dass in der Meteorologie noch das *„Alter der Luftkörper"* neuerdings vermerkt wird. Ferner ändern sich gewisse Eigenschaften, je nachdem die Luftkörper mehr aus maritimen, oder mehr aus kontinentalen Bereichen stammen. LINKE unterscheidet so noch *„maritime"* und *„kontinentale"* Luftkörper, deren Eigenschaften in der nachfolgenden Tabelle „der vier Hauptluftkörper" nach LINKE zusammengefasst und den schon bekannten Luftkörpern (s. S. 19) gegenübergestellt werden.

Tabelle 8. Die „4 Hauptluftkörper". (Nach LINKE.)

	Polar	Tropik	Maritim	Kontinental
Temperatur . . .	kalt	warm	Winter warm Sommer kühl	Winter kalt Sommer warm
Feuchtigkeit . .	trocken	feucht	feucht	trocken
Trübung	durchsichtig	stark opak	durchsichtig	opak
Kerne	spärlich kleine	reichlich grosse	reichlich kleine	reichlich kleine
Sonnen- durchlässigkeit	gross	gering	gering	gross
Durchlässigkeit für Kurzwell- strahlung . . .	gross	gering	gross	gering
Ionengehalt . . .	gering	gross	gering	gross
Elektr.Spannung	niedrig	höher	niedrig	höher

Neben diesen vier Hauptluftkörpern existieren dann noch Zwischenstufen wie *„tropik-maritim" — „polar-maritim" — „tropik-kontinental" — „polar-kontinental"* — je nachdem eine maritime Luft z. B. mehr aus dem nördlichen oder südlichen Teil des atlantischen Ozeans stammt.

Es ist klar, dass die zwischen solch verschiedenen Luftkörpern sich ausbildenden Unstetigkeitsschichten physikalisch-meteorologisch erheblich verschieden sein werden und dass diese Unterschiede sich auch hinsichtlich ihrer biologischen Wirksamkeit zeigen werden. Hier liegen also noch weite Wege für die Forschung, welche LINKE in einem programmatischen Vortrag dahin zusammenfasst: Es ist „durch statistische Untersuchungen festzustellen, ob das Wohlbefinden oder Nichtwohlbefinden sensitiver Menschen über die Wahrscheinlichkeit hinaus mit Vorhandensein bestimmter Luftkörper oder deren Übergang (Wetterumschlag) verknüpft ist, ferner ob gewisse Erkrankungen, die man schon aus der Erfahrung mit dem Wetter in Beziehung brachte, sich in bestimmten Luftkörpern oder beim Übergang vom einen zum andern häufen".

Von grossem Interesse zu der ganzen Frage könnten die genannten Untersuchungen SCHORERs werden, sofern sie sich bestätigen (s. S. 72), denn im Ionenverhältnis bzw. seiner Änderung hätten wir dann einen Maßstab, an dem die Wirkung der vielerlei Unstetigkeitsschichten auf den Menschen gemessen werden könnte.

In diesem Zusammenhang interessieren auch neue, erst in Veröffentlichung befindliche Untersuchungen von E. Flach, der das Auftreten rheumatischer Schmerzen als Meteorologe der bioklimatischen Station in Bad Elster speziell studiert hat. Flach fand eine biologische Wirkung von Wettervorgängen stets dann, wenn — ganz allgemein gesprochen — eine *Umlagerung im vertikalen Schichtenaufbau der Atmosphäre* stattfindet, meist in dem Sinne, dass hochliegende Luftschichten (evtl. bis aus der Stratosphäre) in die bodennahen Schichten eindringen, was an den genannten Unstetigkeitsschichten in der Regel stattfindet.

Die Frage nach der Gleichwertigkeit der im vorstehenden genannten Erscheinungen ist somit heute noch nicht zu entscheiden, es schien nur angezeigt, einige der bis heute sich zeigenden Möglichkeiten aufzuweisen.

Alles zusammenfassend könnte man sich heute die Geschehnisse also etwa folgendermaßen vorstellen: *Vorgänge in der Erdatmosphäre, welche mit einer Umschichtung von Luftmassen verbunden sind und welche sich uns vorwiegend als „atmosphärische Unstetigkeitsschichten" produzieren, führen zu einer Änderung des Ionengleichgewichtes der uns umgebenden Atmosphäre* (zu einem Überwiegen negativer Ionen?). *Das Einatmen dieser Luft erzwingt im Körper eine Änderung der aktuellen Blutreaktion und damit eine geänderte Erregbarkeit und Ansprechfähigkeit des vegetativen Nervensystemes. Dieses letztere als Regulator des Gesamtgeschehens im menschlichen Körper löst bei Individuen, welche auf Grund anderer krankhafter Vorgänge gewisse Allgemeinbedingungen erfüllen, eine akute krankhafte Reaktion aus, deren sichtbares Erscheinungsbild naturgemäß bestimmt wird durch die genannten vorbestehenden Allgemeinbedingungen.*

Es wurde eingangs die Wichtigkeit induktiver Forschung in der ganzen Frage betont. Dementsprechend darf in den letzten Sätzen *keine „Theorie meteoropathischer Erscheinungen"* gesehen werden, sondern lediglich eine *vorläufige Arbeitshypothese*, aufgestellt auf Grund der bis heute zu dem Gesamtproblem vorliegenden Einzeluntersuchungen, aber in ihren einzelnen Teilen einer Verifikation bzw. entsprechender Korrektur noch bedürftig.

Abschliessend seien noch einige *praktische Gesichtspunkte* angefügt.

Es sind manche Anzeichen vorhanden, dass die hier behandelten Probleme derzeit sehr an Interesse gewinnen. Da es fürs erste vor allem darauf ankommt, vielerorts einwandfreie Tatsachen über einen fraglichen Zusammenhang zu ermitteln, mögen einige *Wünsche* hier angefügt werden, die dem Arzt entsprechende Beobachtungen, vor allem auch äusserst wertvolle Selbstbeobachtungen erleichtern. Es ist heute dem Nichtfachmann nicht ganz leicht oder doch nicht immer möglich, sich über oben genannte meteorische Vorgänge im Einzelfalle zu unterrichten. Was wir Ärzte daher sehr begrüssen würden, wäre, wie bereits früher ausgeführt:

1. *Allgemeine Ausgabe von „Luftkörperkalendern"* durch die Wetterwarten, wie es seit längerem durch das Meteorologische Observatorium
Breslau-Krietern (R. FEIGE) und durch Prof. LINKE, den Vorstand
des Meteorologischen Instituts Frankfurt a. M. angebahnt wurde, und
wie es neuerdings auch von anderen Instituten (Bayerische Landeswetterwarte u. a.) geschieht. LINKEs Schüler E. FLACH hat unlängst ein sehr praktisches Schema ausgearbeitet, nach welchem sich
alle interessierenden meteorologischen Faktoren für medizinische Zwecke
übersichtlich darstellen lassen.

2. Aufnahme kurzer *Angaben über den stattgehabten Durchzug einer
Unstetigkeitsschicht in die täglichen Wetterberichte*, wobei auch jene die
Erdoberfläche nicht erreichenden Unstetigkeitsschichten gekennzeichnet
werden sollten.

Demgegenüber hält Verfasser die Anregung von LEDERER und
v. HEUSS, die *Wettervorhersagen* möchten gegebenenfalls gewisse *Warnungs-
rufe* aufnehmen, noch für verfrüht. Für eine derartige „*meteorologische
Prophylaxe*" sind die Vorbedingungen noch nicht geschaffen, und da
krankheitsauslösende Vorgänge aus Mangel an Empfänglichen nicht
selten auch „blind" verlaufen können, würde durch „blinden Lärm"
dem Vertrauen in die Sache insbesondere beim Nichteingeweihten nur
geschadet.

6. Der Föhn.

Eine gesonderte kurze Erwähnung verdient die Wirkung des Föhns
auf krankhaftes Geschehen, die im vorstehenden bereits mehrfach
genannt wurde. Zunächst ist hier eine *begriffliche Klärung* wünschens-
wert, da in der medizinischen Literatur zuweilen von „Föhn" gesprochen wird, damit aber nur plötzlich einsetzende Erwärmung (u. a.
z. B. eine Warmfront nach langen Kälteperioden) gemeint ist, was zu
erheblichen Missverständnissen Anlass geben kann.

„*Föhne*" *sind* einzig und allein *Fallwinde*, sie kommen meist dort
vor, wo Bergzüge sich einer Luftbewegung in den Weg stellen. Am
häufigsten ist bei uns in Südbayern ein „*Saugföhn*" folgender Genese:
An der Vorderseite eines vorbeiziehenden Tiefs werden Luftmassen
abgesaugt („*Luftversetzung*"), deren Ersatze sich die Alpenkette ent-
gegenstellt. Es kommt zum *Nachsaugen von Luftmassen über den
Alpenkamm*. An der *Luvseite* (Südhang) der Alpen geben sie *beim Aufsteigen ihre Feuchtigkeit* oft in Form enormer Niederschlagsmengen *ab*.
von nördlichen Berggipfeln aus sieht man dann über den Centralalpen
diese Wolken als „Föhnmauer" liegen, worüber ebenfalls die Meldungen
des Zugspitzobservatoriums Aufschluss geben. Auf der *Leeseite* (Nord-
hang) der Alpen *stürzen sie ab und erwärmen sich dabei auf dynamischem
Wege*. So entsteht als Fallwind der trockene warme Föhn, der „Schnee-

fresser", wie er im Gebirge heisst, weil er Schneemassen zur Verdunstung bringt, bevor sie sichtbar schmelzen. Mit Nachlassen des Föhns dringen die Fronten der Zyklone, sehr oft bereits die Kaltluft ihrer Rückseite in das Gebiet ein.

Wer das Wetter in den Alpen nur einigermaßen kennt, weiss, dass Föhn stets das Zeichen für einen bevorstehenden Schlechtwettereinbruch, nicht selten für einen Wettersturz ist, der oft im Flachland schon eingetreten ist, wenn im Alpenvorlande das Wetter durch die Föhnlage noch „schön" ist.

Diese Umstände scheinen für die Beurteilung von Krankheitshäufungen an Föhntagen nicht ohne Bedeutung. Denn neben einer zweifellos ausserordentlich starken direkten Wirkung des Föhns auf den Menschen erfolgt bereits das Heranrücken der Zyklonfronten bzw. eines Kaltlufteinbruches, von denen ja gerade nach obigen Erfahrungen Einwirkungen auf Krankheitsvorgänge ausgehen können. Schon TRABERT, dem wir die grundlegenden „Innsbrucker Föhnstudien" verdanken, hat die Ansicht vertreten, dass die biologischen *Föhnwirkungen nur mittelbar* seien, *in Wirklichkeit aber von der Depression (Zyklone) ausgehen:* „Es zeigt sich, dass jene Tage physiologisch als schlecht empfunden werden, an denen eine Depression die Situation beherrscht und im Heranrücken begriffen ist. Der Einfluss des Föhns ist also ein mittelbarer."

Viel seltener ist in unseren Gebieten das Vorkommen eines „*Druckföhns*". Die sich hier abspielenden Vorgänge sind im Prinzip völlig die gleichen wie beim Saugföhn, nur dass die *Bewegung der Luftmassen durch ein auf der Luvseite der Alpenkette befindliches Hochdruckgebiet* erfolgt, die Luft also über die Alpen nicht gesaugt, sondern gedrückt wird. Dass dieser Föhn nicht von dem Eindringen einer Zyklone gefolgt sein wird, also auch kein Zeichen eines Wettersturzes ist, braucht kaum erwähnt zu werden.

Der oft mit dem Föhn gleichgesetzte Scirocco ist mit diesem nicht identisch; es ist zum Unterschied von Fallwind ein feuchtwarmer Südwind der Mittelmeerländer. Seine biologische Wirkung ist infolge der erschlaffenden Wärmewirkung zwar in psychischer Hinsicht dem Föhn sehr ähnlich, ihn aber diesem völlig gleich zu setzen, geht nicht an.

Die *Föhnwirkungen auf den Menschen*, vor allem auf psychische Vorgänge haben seit langem zu Untersuchungen angeregt. Diese Wirkungen gleichen im wesentlichen jenen Zyklonwirkungen auf wetterempfindliche Menschen, von denen S. 66 die Rede war. Auf Grund dieser Wirkungen häufen sich an Föhntagen Selbstmorde und Unfälle (HELLY, HELLPACH u. a.). J. BAUER hat übrigens beobachtet, dass eine Föhnempfindlichkeit durch längeren Aufenthalt in einer Gegend erworben werden kann.

Dass Blutdruckschwankungen (PLUNGIAN, STAEHELIN), spasmophile Anfälle (MOOS), Lungenembolien (FRITSCHE), plötzliche Todesfälle (HELLY) unter Föhneinfluss vorkommen, wurde oben schon erwähnt.

Allerdings setze ich voraus, dass die Bezeichnung „Föhn" in diesen Arbeiten in meteorologischem Sinne gebraucht ist. J. BAUER hat in Innsbruck Polakisurie und Polyurie bei Föhn beobachtet. Ich habe bei meinen Untersuchungen über Kehlkopfcroup natürlich auch darauf geachtet, ob echter Föhn zu Croup führt, konnte aber kein sicheres Beispiel ermitteln. Dass dagegen die dem Föhn meist das Ende bereitenden Kaltluftmassen, welche auf der Rückseite des vorbeigezogenen Tiefs nachdringen, zu Croup in der gewohnten Weise führen können, zeigte sich mehrfach.

Die feinere *Pathogenese der Föhnwirkung* hat natürlich ebenfalls viele Autoren beschäftigt. Wärmewirkung, elektrische Vorgänge, Stossluftwirkung wurden als ursächlicher Faktor angeführt, ohne dass eine Entscheidung bis jetzt möglich war. In neuester Zeit vertrat KESTNER eine *chemische Wirkung des Föhns;* durch Verfrachtung kleiner Mengen von Stickoxydul aus höheren Schichten der Atmosphäre, wo es unter der stärkeren Wirkung der Sonnenstrahlung entsteht, soll die Wirkung auf den Menschen zustande kommen. KESTNER hat das Stickoxydul bei Fallwinden tatsächlich nachweisen können und gleichzeitig seine Blutdruckwirkung festgestellt.

Auf die wenigen Beobachtungen bei *warmen Winden* anderer Landstriche (Leveche in Spanien, Chamsin in Ägypten, Zanda in Argentinien) hier einzugehen, führte zu weit. Meist handelt es sich um Mitteilungen von dem Föhn ähnlichen psychischen Wirkungen, die zu dem ganzen Probleme nichts wesentlich Neues bringen.

III. Jahreszeit und Krankheit.
(Saisonkrankheiten.)

Der durch die wechselnde Neigung der Erdachse im Raum des Sonnensystemes zustandekommende jährliche Rhythmus, der „Kreis der Jahreszeiten" ist in Beziehung zu setzen zu der Häufigkeit bestimmter Krankheiten.

Die Beobachtung jahreszeitlicher Schwankung der Krankheitshäufigkeit ist bei der Einfachheit ihrer Feststellung so alt wie Medizin überhaupt, die Feststellung, dass eine gewisse Krankheit in einer bestimmten Jahreszeit regelmäßig häufiger, in einer anderen seltener vorkommt, ist ja für den aufmerksam beobachtenden Arzt unmittelbar am Krankenbett zu erleben.

So ist bereits die älteste und ältere medizinische Literatur reich an Beobachtungen dieser Art. G. STICKER hat diese Befunde aus früheren Jahrhunderten in seiner bekannten Monographie über „Erkältungskrankheiten" eingehend gewürdigt. Aber diesen an sich interessanten Beobachtungen aus der alten Medizin kommt doch heute nur mehr *historisches Interesse* zu. Das hat zwei Gründe. Einmal erfolgte in früheren Zeiten die Krankheitsgruppierung nach ganz anderen

Gesichtspunkten, die „Diagnostik" war eine nicht nur unvollkommenere, sondern eine im System gänzlich verschiedene von unserer heutigen. Um jede dieser Beobachtungen ist also eine oft erst auf Grund umfangreichster medizin-historischer Kenntnisse mögliche Diskussion notwendig, welche die Beobachtung dann erst für die heutige Medizin brauchbar evtl. auch unbrauchbar macht. Zum andern aber ist die Feststellung des Jahreszeitenrhythmus einer Krankheit heute im allgemeinen so einfach und medizin-statistisch auf breiter Basis möglich, dass man die Benutzung alter und damit oft nicht unbedingt zuverlässiger Quellen entbehren kann.

Wann sprechen wir rechtmäßig von einer Saisonkrankheit? Zunächst wohl immer dann, *wenn die Häufigkeit einer Krankheit regelmäßig zu einer bestimmten Jahreszeit eine Steigerung erfährt.* Für seltene Krankheiten mag es erlaubt sein, die Monatsverteilung mehrerer Jahre zusammenzufassen, vor allem solange nicht das Ergebnis eines einzelnen Jahres das Resultat entscheidend beeinflusst. Um das Walten eines Zufalles aber mit Sicherheit auszuschliessen, muss streng genommen für die Feststellung wenn irgendmöglich gefordert werden, dass der beobachtete *Rhythmus für ein ausgedehnteres Gebiet der Erdoberfläche und dort wieder Jahr für Jahr der gleiche* ist, wobei die Höhe des Erkrankungsgipfels, die „*Amplitude der Saisonwelle*" allerdings in den einzelnen Jahren eine sehr verschieden grosse sein kann.

Die Forderung eines gleichen Jahreszeitenrhythmus einer betrachteten Krankheit in einem ausgedehnteren Gebiet der Erdoberfläche bedarf dabei aber noch einer Präzisierung. Es ist zu fordern, dass gleiche Rhythmen sich bei Betrachtung kleinerer Teile des Gesamtgebietes ergeben, d. h. dass der Rhythmus in diesen sämtlichen Teilgebieten annähernd übereinstimmend gefunden wird. Würde nämlich der Rhythmus erst bei statistischer Zusammenfassung ausgedehnterer Gebiete entstehen, so bestünde die Gefahr, dass er lediglich durch den entscheidenden Einfluss eines Teilgebietes vorgetäuscht würde; er könnte z. B. dadurch zustandekommen, dass die Krankheitsziffern einer Großstadt, in welcher infolge einer Epidemie oder bestimmter besonderer Lebensbedingungen besondere Verhältnisse vorlagen, das Gesamtergebnis entscheidend beeinflussten.

Es mag ferner hier betont werden, dass für die Frage einer Saisonbevorzugung durch eine bestimmte Krankheit *nur Morbiditätsziffern verwendbar* sind, wie es aus obiger Definition auch hervorgeht. Verwendet man hingegen Mortalitätsziffern — was etwa bevölkerungspolitisch und demographisch durchaus Interesse haben mag —, so sagen diese über die Häufigkeit einer Krankheit und also auch über das wirkliche Bestehen einer Saisonschwankung naturgemäß nichts aus, da die Sterblichkeit, die Letalität einer Krankheit ganz unabhängig von der Morbidität einem Wechsel unterliegen kann, man also Täuschungen ausgesetzt ist, die zu ganz falschen Anschauungen bezüglich einer Krankheit führen könnten. Masern und Keuchhusten liefern gute Beispiele hierfür (s. S. 94 f.).

Eine Ausnahme machen natürlich Krankheiten, welche immer oder fast immer den Tod nach sich ziehen („Ekzemtod", Meningitis tuberculosa, Apoplexie, Miliartuberkulose u. ä.).

In der nachfolgenden Tabelle 9 habe ich die wichtigsten Krankheiten mit ausgesprochener Saisonbevorzugung zusammengestellt.

Tabelle 9. Die wichtigsten Saisonkrankheiten für die nördl. gem. Zone.

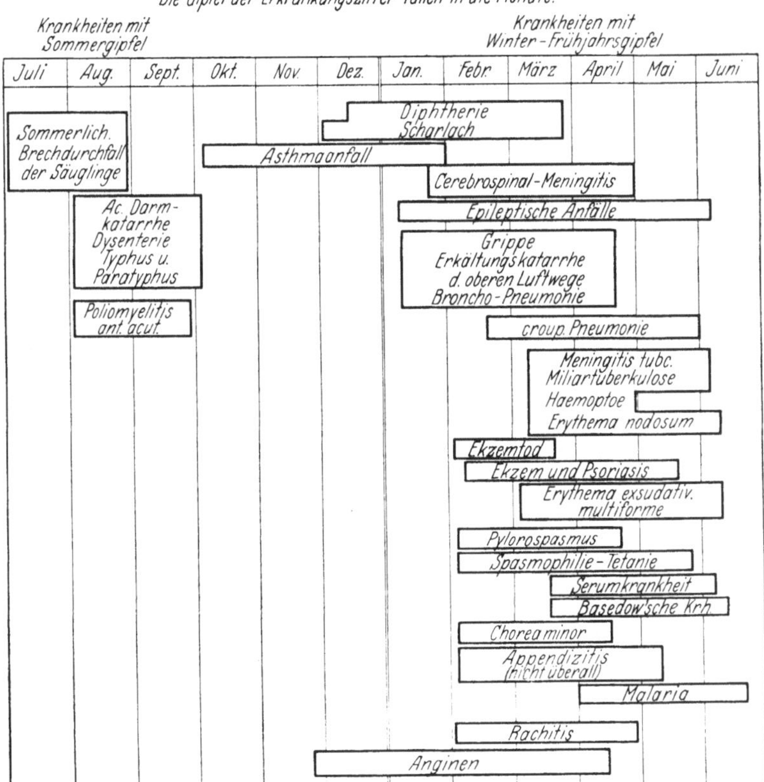

Die Tabelle erstrebt keine Vollständigkeit, sie enthält namentlich jene Krankheiten, deren Saisonbevorzugung seit Jahrzehnten aufgefallen ist, so dass auf Literaturbelege verzichtet werden kann. Nur für einzelne Krankheiten mögen ergänzende Angaben nötig sein.

Die Frühjahrshäufung der *Appendicitis* scheint in unserem Klima keine unbedingte zu sein, Krogius hat sie für Helsingfors, Dubs für Winterthur gefunden, wogegen sie nach Seifert für Würzburg fehlt; hier sind zum mindesten noch weitere Untersuchungen nötig. Auch für *epileptische Anfälle* scheint der Saisongipfel nicht ganz einheitlich (AMMANN) und die Amplitude nicht sehr gross zu sein. Ein deutlicher Wintergipfel des *Asthmas* wurde von WIECHMANN und PAAL nachgewiesen. — Zu den in der Tabelle genannten Hautkrankheiten kommen nach den Feststellungen von BETTMANN noch einige seltenere, welche ebenfalls einen Frühjahrsgipfel aufweisen, nämlich *Lichen ruber planus, Prurigo simplex* und *Prurigo chronic. Hebra,* ferner die echten *Lichtdermatosen* (z. B. Hydroa vacciniformis). Für die *Serumkrankheit,* deren Frühjahrsgipfel MAKAI und HOPMANN betont haben — HOPMANN fand Serumkrankheit bei Patienten der Marburger Klinik jahrelang nur in den Monaten Februar bis Juli —, ist die Saisonabhängigkeit neuerdings von SELTMANN auf Grund grossen Materiales bestritten worden. Jedenfalls ist eine Saisonschwankung am Materiale SELTMANNS nur sehr schwach ausgeprägt und liegt fast durchweg innerhalb des mittleren statistischen Fehlers. Dass die im allgemeinen seltenen ungeklärten Todesfälle bei Ekzemkindern („Ekzemtod") eine ausgesprochene Frühjahrshäufung aufweisen, hat MORO gezeigt.

Neben den genannten Krankheiten wurde eine Saisonabhängigkeit für zahlreiche weitere untersucht. Namentlich für *Apoplexie* scheint generell ein Winter-Frühjahrsgipfel (HANS SCHMIDT, HANSE, KAUFMANN), nicht selten noch ein Oktobergipfel (HANSE, BARTEL) vorzukommen. Eine Frühjahrshäufung von *Ulcus ventriculi* haben HUTTER u. a. festgestellt, der auch auf den gleichen Gipfel bei *Pylorospasmus* hinwies. Gallensteinbeschwerden sollen Frühjahr und Herbst eine Häufung erfahren (HOPMANN).

In dieser Übersicht der Tabelle 9 fällt nun folgendes auf: *Die Verteilung von Saisonkrankheiten ist keine über das ganze Jahr kontinuierliche bzw. regellose, sondern es zeigen sich zwei ausgesprochene Prädilektionszeiten:* ein sehr stark besetzter *Winter-Frühjahrsgipfel* und ein viel weniger besetzter *Sommergipfel.* Andererseits treffen wir *unter den Saisonkrankheiten infektiöse und sicher nicht-infektiöse Krankheiten* in buntem Wechsel, eine Feststellung, die ebenfalls von prinzipieller Wichtigkeit in dem ganzen Problem erscheint.

Verfolgt man weiterhin den Gang der Jahreszeitenwelle längs der Abszisse der Zeit, stellt man sich also die monatlichen Erkrankungsziffern der verschiedenen Krankheiten graphisch dar, so ergeben sich noch — zunächst rein deskriptiv — manche bemerkenswerte Eigenarten, und zwar hinsichtlich der Amplituden der Saisonschwankung. Es finden sich Unterschiede im Ablauf der Saisonwellen, etwa vergleichbar den Unterschieden zwischen einem „Pulsus celer" und einem „Pulsus tardus". Einige dieser Typen seien nachfolgend zusammengestellt (Tab. 10).

Es kommt hier offenbar ein *Unterschied in der Intensität jahreszeitlicher Beeinflussbarkeit* eines bestimmten Krankheitsgeschehens zum Ausdruck, der diesen verschieden hohen Wellengang bewirkt.

C. v. PIRQUET hat zur Erfassung und rechnerischen Vergleichung der Saisonamplituden die Errechnung einer Maßzahl von der Dimension eines radius vector vorgeschlagen.

Tabelle 10.

Krankheiten mit steiler Jahreszeitenwelle (Hoher Saisongipfel und relat. Seltenheit in den übrigen Jahreszeiten)	Krankheiten mit schwächerer Jahreszeitenwelle (Deutlicher Saisongipfel, aber auch sonst nicht selten)
Epidem. Meningitis (Abb. 54)	Diphtherie (Abb. 52)
Poliomyelitis ant. ac. (Abb. 38)	Scharlach (Europa) (Abb. 53)
Spasmophilie (Abb. 48)	Ruhr (Abb. 37)
Grippe	Tuberkulose (Abb. 50 u. 51)
Scharlach (Verein. Staaten) (Abb. 34)	Pneumonie
Pest	

Das Prinzip dieser Rechnung ist folgendes: Denkt man sich die in den einzelnen Kalendermonaten beobachtete Zahl von Krankheitsfällen in einer bestimmten Maßeinheit vom Mittelpunkt eines Kreises aus nach 12 entsprechend den Ziffern der Uhr ausstrahlenden Radien aufgetragen, so erhält man für die Jahreszeitenschwankung der Krankheit ein unregelmäßiges Zwölfeck, dessen mathematischer Schwerpunkt sich errechnen lässt. Die Rechnung ergibt dann einmal die Mittellage des Schwerpunktes auf einen bestimmten Jahrestag als Ausdruck der zeitlichen Lage des Saisonmaximums, des weiteren einen bestimmten Abstand des Schwerpunktes vom gewählten Kreismittelpunkte, in welchem Abstande die Grösse der Saisonamplitude ihren Ausdruck findet; je stärker diese letztere, um so grösser wird der Schwerpunktabstand vom Kreismittelpunkte. Allerdings stellte v. Pirquet seine Rechnungen aus Gründen staatlicher Statistik nicht an Morbiditätsziffern, sondern an Mortalitätsziffern an, was, wie wir oben sagten, ungleich weniger zuverlässig für unser Problem ist; ausserdem erfolgte zwecks Rechnungsvereinfachung eine Zusammenfassung der Ziffern nach Quartalen, wodurch sehr leicht eine unerwünschte Abflachung des vorhandenen Wellenganges der Krankheit statistisch zustande kommt.

Mehrere epidemisch vorkommende *Infektionskrankheiten* zeigen dann in aufeinanderfolgenden Jahren nicht selten noch einen Wechsel zwischen steilen und flacheren Schwankungen. *Über die Jahreszeitenwelle lagert sich die echte epidemische Welle* (z. B. Verdichtungswellen Gottsteins), d. h. die Jahreszeitenwellen sind bald steil (Epidemie), bald flacher (ruhige Endemie); immer aber oder doch nahezu immer fällt die Epidemie in die bevorzugte Jahreszeit, sie hat das Wirken eines Saisonfaktors also zur Voraussetzung (Beispiele: Grippe, Cerebrospinalmeningitis [Abb. 54], Poliomyelitis [Abb. 38], Typhus [Abb. 36]).

Mit welch erstaunlicher *Präzision* die Krankheitswellen im übrigen erfolgen, dafür soll Abb. 34 ein Beispiel liefern. Jahr für Jahr läuft in den Vereinigten Staaten die Diphtheriewelle dicht vor der eigentlichen Scharlachwelle ab, die mit der ersteren nur den Anstieg gemeinsam hat.

Was nun im Hinblick auf diese Saisonschwankungen der Krankheitshäufigkeit von jeher interessiert hat ist die *Frage* nach der Genese, die

Frage *nach jenem klimatischen Faktor — „Saisonfaktor" — welcher die
wechselnde Krankheitshäufigkeit im einzelnen* bedingt.

Einer bioklimatologischen Aufklärung sind am leichtesten jene
Krankheiten zugänglich, welche ihre Ursache oder wenigstens ihre Auslösung durch einen einzelnen, messbaren klimatischen Faktor erfahren.
Freilich scheint solches nur für die Minderzahl der Saisonkrankheiten
zuzutreffen oder bis heute wenigstens nachweisbar zu sein; es sind, um
das gleich hier zu sagen, bis jetzt nur sehr wenige Krankheiten, für
welche ein so gearteter Zusammenhang mit einem klimatischen Faktor
sichergestellt ist.

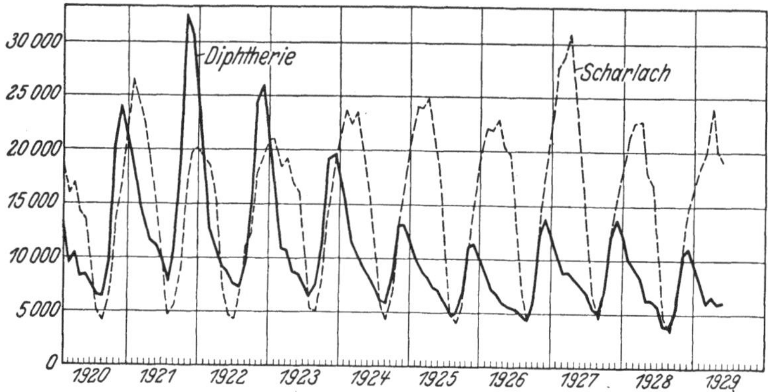

Abb. 34. Zahl der monatlich gemeldeten *Diphtherie-* und *Scharlachfälle* in den Vereinigten
Staaten von Amerika für die Jahre 1920—1929. Zur Veranschaulichung der erstaunlichen
Präzision der Saisonschwankung. (Aus Epidem. Monatsber. d. Hygienesektion des Völkerb.
Nr. 127.)

Auf rein *allergische Erkrankungen*, welche wie das *Heufieber* einfach
biologisch und nur *mittelbar klimatisch* saisongebunden auftreten, sei
hier nicht weiter eingegangen.

Es ist bekannt, dass hier eine Überempfindlichkeit gegenüber Polleneiweiss
verschiedener Gräser vorliegt, sodass die Beschwerden an die Zeit der Grasblüte
gebunden sind. In den Vereinigten Staaten kommt übrigens auch ein Herbstgipfel des Heufiebers vor, der durch Pollen gewisser Compositenarten bedingt ist.

Immerhin ist hier schon ein Beispiel gegeben, welch verschiedene
Ursachen zu einer Saisonschwankung von Krankheiten führen können.

Methodische Fragen zur Aufklärung einer Saisonschwankung der
Krankheitshäufigkeit sollen hier nicht im allgemeinen erörtert werden,
es wird indes im Nachfolgenden verschiedentlich im einzelnen davon
zu sprechen sein. Ausdrücklich verwiesen sei hier nur auf *zwei* erkenntnistheoretisch ganz verschiedene *Wege einer Korrelationsermittlung zwischen
Krankheitshäufigkeit und Klimaelementen*, von denen *nur der eine zu
brauchbaren Ergebnissen* führt, *der andere* hingegen *belanglose „Schein-
beweise"* liefert (vgl. hierzu S. 88 und S. 108).

1. Der Sommergipfel.

Hitzschlag und Sonnenstich weisen einen Sommergipfel auf, eine Tatsache, die so geläufig ist, dass sie in Tabelle 9 nicht eigens verzeichnet wurde. Aber bereits bei diesen beiden „einfachsten" Schädigungen des menschlichen Körpers sehen wir pathogenetisch recht verschiedene „Saisonfaktoren" wirksam. Zum **Hitzschlag** kommt es dann, wenn infolge *Missverhältnisses zwischen Wärmeproduktion und Wärmeabgabemöglichkeit* die Körpertemperatur infolge Wärmestauung hochgetrieben wird, bis sie für den Gesamtorganismus und vor allem für das Centralnervensystem schädigende Ausmaße erreicht. Körpertemperaturen bis 43° und darüber wurden beobachtet. Es ist klar, dass Sommerhitze, welche die Wärmeabgabe des Körpers durch Strahlung erschwert, evtl. zusammen mit Schwüle (hohem Feuchtigkeitsgehalt der Luft) die Vorbedingungen für das Auftreten von Hitzschlag schafft. Dass diese Umstände entscheidend sind, geht daraus hervor, dass gleiche Schädigungen unabhängig von der Jahreszeit bei schwerer körperlicher Arbeit in überhitzten Räumen (Heizräumen auf Schiffen) beobachtet sind. Dass die infolge schwerer körperlicher Arbeit (marschierende Soldaten, Heizer) erhöhte Wärmeproduktion den Hitzschlag ihrerseits begünstigt, versteht sich von selbst.

Eine ganz andere Schädigung liegt dem **Sonnenstich** zugrunde. Hier handelt es sich um *Strahlenschäden* infolge überdosierter Insolation der unbekleideten Haut vor allem des Kopfes und Nackens; strahlende Sonne ist also hier Vorbedingung und Ursache der Schädigung.

Die **Sommersterblichkeit der Säuglinge,** deren Ausmaß noch vor wenigen Jahrzehnten den Nachwuchs buchstäblich dezimierte, wurde in der bakteriologischen Ära allgemein als Auswirkung einer durch Sommerhitze zersetzten bzw. bakteriell infizierten Nahrung gedeutet.

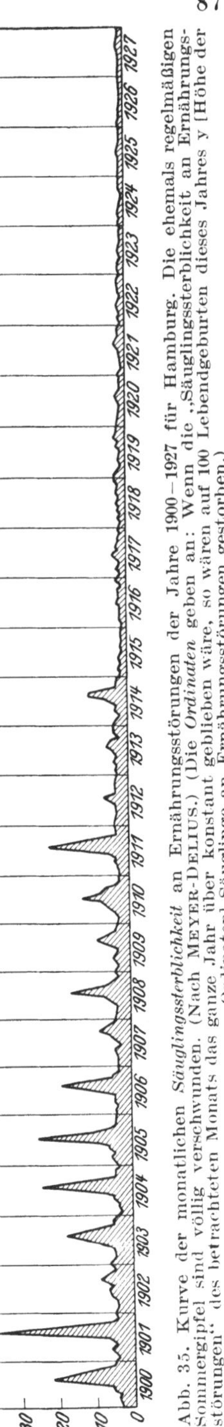

Abb. 35. Kurve der monatlichen *Säuglingssterblichkeit* an Ernährungsstörungen der Jahre 1900—1927 für Hamburg. Die ehemals regelmäßigen Sommergipfel sind völlig verschwunden. (Nach MEYER-DELIUS.) (Die *Ordinaten* geben an: Wenn die „Säuglingssterblichkeit an Ernährungsstörungen" des betrachteten Monats das ganze Jahr über konstant geblieben wäre, so wären auf 100 Lebendgeburten dieses Jahres y [Höhe der Ordinaten] Säuglinge an Ernährungsstörungen gestorben.)

Erst die Untersuchungen von MEINERT und RIETSCHEL, von FINKEL-STEIN u. a. konnten zeigen, dass es sich dabei um direkte *Hitzeschädigungen* der Kinder handelte, die insbesondere in heissen, schlecht durchlüftbaren Wohnungen (Dachwohnungen) zunächst zu Wärmestauung und dann zum Zusammenbruch der Wärmeregulation des Organismus führen, wobei der auf die verschiedensten Schäden mit Durchfällen reagierende Säugling vielfach an „Cholera infantum" („Sommerlichem Brechdurchfall") erkrankt und damit zur Wärmeregulation nötiges Wasser verliert. Seit dieser Erkenntnis ist die Sommersterblichkeit so gut wie verschwunden — 1911 und 1914 waren die letzten Jahre, in denen sie eine entscheidende Rolle spielte — die Säuglingssterblichkeit weist in keiner Stadt Deutschlands heute noch einen Sommergipfel auf (vgl. Abb. 35).

Dieser Rückgang der Sommersterblichkeit ist zu einem wesentlichen Teil sicherlich der seit dieser Zeit umfangreich organisierten Säuglingsfürsorge, namentlich dem Ausbau der offenen Fürsorge zu danken. Ob nicht trotzdem andere klimatische Gründe mit eine Rolle spielen, mag dahingestellt sein, jedenfalls wissen wir bis jetzt nichts darüber.

Mit dem **Sommergipfel der infektiösen Darmkatarrhe,** namentlich der *Typhus-* und *Paratyphuserkrankungen* (s. Abb. 36) hat sich schon PETTENKOFER und seine Schule auseinanderzusetzen versucht. Seine „Grundwassertheorie", d. h. das Zusammentreffen der Krankheitsmaxima mit dem Grundwasserminimum ist heute noch ein epidemiologisch umstrittenes Gebiet, auf dem prinzipiell Neues seit Jahrzehnten nicht hinzugekommen ist, wenn auch Versuche eines Ausbaues der PETTENKOFERschen Lehren vielfach unternommen wurden (WOLTER). O. H. PETERS hat diese Sommergipfel besonders hinsichtlich der Sommerwärme studiert (vgl. weiterhin S. 90). Auch für die *Ruhr* (Abb. 37) hat neuerdings GLEITSMANN in einer umfangreicheren Bearbeitung des vorliegenden statistischen Materials nachzuweisen versucht, dass für ihre Entstehung das Zusammentreffen von zwei Hauptfaktoren: maximale Bodenwärme und Senkung des Grundwasserspiegels Grundbedingung sei.

Inwieweit diese Faktoren direkt beteiligt am Sommergipfel sind d. h. Wirkungen auf den Menschen oder das Gedeihen des Krankheitserregers ausüben, muss dahingestellt bleiben. Tatsache scheint aber zu sein, dass die Erkrankungsziffern einfach mit zunehmend heisseren Sommern ansteigen. GIBSON fand zwischen der Zahl von Todesfällen an Durchfallserkrankungen der Jahre 1871—1913 und dem Temperaturmittel des dritten Quartals jedes Jahres die erstaunlich hohe Korrelation von $+0,85$ ($\pm 0,04$); und BROWNLEE und YOUNG kamen zu einem gleichen Koeffizienten. Diese Korrelationskoeffizienten bedeuten erkenntnistheoretisch etwas ganz anderes, als die S. 108 genannten, denn sie vergleichen die Gesamtzahl der Krankheitsfälle eines *Jahres* mit dem „*Sommermittel*", d. h. sie machen tatsächlich die *Wärme*wirkung als ätiologischen Faktor sehr wahrscheinlich. Aber schon die Koeffizienten von STALLYBRASS, der *Monats*erkrankungsziffern mit mittleren *Monats*temperaturen in Beziehung setzt, besagen nur eben die „Tatsache" des Sommergipfels (vgl. S. 108). Die rein *kontagionistischen Lehren* halten bis heute daran fest, dass die Übertragung der infektiösen Darmerkrankungen einfach durch die Bedingungen des

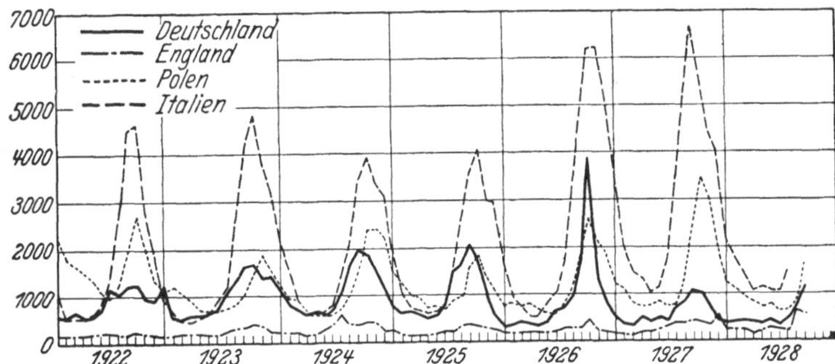

Abb. 36. *Sommergipfel der Typhuserkrankungen* der Jahre 1922—1928 nach den monatlich gemeldeten Erkrankungsziffern in Deutschland, England, Italien und Polen. (Nach Epidem. Monatsber. der Hygienesektion d. Völkerbundes Nr. 122.)

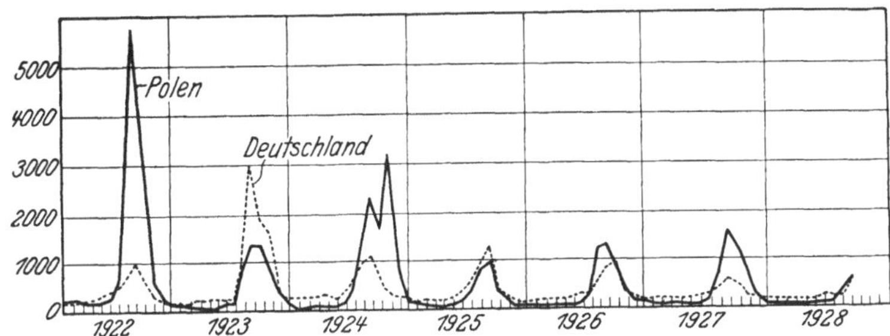

Abb. 37. *Sommergipfel der Ruhrerkrankungen* der Jahre 1922—1928 nach den vierwöchentlich gemeldeten Erkrankungsziffern in Deutschland und Polen. (Nach Epidem. Monatsber. der Hygienesektion d. Völkerbundes Nr. 122.)

Sommers (Fliegenplage, Obstgenuss) eine ausserordentliche Steigerung erfährt und somit die Erkrankungsziffern ansteigen müssen.

Die Triumphe der Bakteriologie und der damit für Jahrzehnte begründete fast ausschliessliche Primat kontagionistischer Vorstellungen in der Epidemiologie hat die Diskussion aller dieser Fragen sehr in den Hintergrund gedrängt. Erst in der neuesten Zeit hat es den Anschein, dass hier eine Wandlung erfolgt, die allerdings nur bei Einhaltung strengst-kritischer Methodik und unbedingter Ablehnung vage-unwissenschaftlicher Dialektik diesen interessanten und praktisch bedeutsamen Problemen näher kommen wird.

STALLYBRASS teilt allerdings eine interessante Beobachtung aus Mazedonien mit, die tatsächlich im Sinne einer mittelbaren Entstehung des Sommergipfels von Durchfallserkrankungen spräche. Mazedonien nämlich besitzt einen Frühjahrs- und Herbstgipfel der Durchfallserkrankungen. Der Sommer ist zwar sehr heiss jedoch trocken, Fliegen bedürfen aber zur Entwicklung nicht nur einer bestimmten Temperatur, sondern auch einer bestimmten Bodenfeuchtigkeit. Diese wird zwar im Frühjahr und Herbst, nicht aber im Sommer erreicht; *Fliegenplage und Durchfallskrankheiten verlaufen somit für Mazedonien völlig gleichsinnig.*

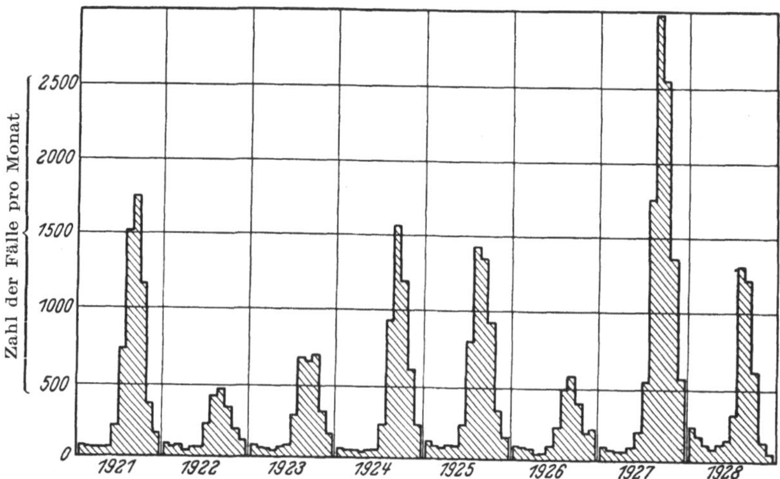

Abb. 38. *Sommergipfel der Poliomyelitis* der Jahre 1921—1928 in den Vereinigten Staaten nach den monatlichen Erkrankungsziffern. (Aus Epidem. Monatsber. d. Hygienesektion d. Völkerbundes Nr. 122.)

Völlig ungeklärt sind aber die Verhältnisse bei der **Poliomyelitis ant. acuta.** Ihr steiler Sommergipfel (Abb. 38), insbesondere die Erscheinung, dass selbst ihre epidemischen Züge über ganze Landstriche fast ausschliesslich in die Spätsommermonate fallen, ist bis heute nur als merkwürdige epidemiologische Tatsache zu registrieren. Denn der Erklärungsversuch einer sommerlichen Übertragung der Poliomyelitis durch Insekten befriedigte nicht und WERNSTEDT weist ausdrücklich darauf hin, dass kleine Epidemieherde auch in der kalten Jahreszeit auftreten und sich ausbreiten können. Für das Problem einer mittelbaren oder unmittelbaren Beeinflussung der Poliomyelitis durch klimatische Faktoren ist die Beobachtung nicht uninteressant, dass *manche grössere Epidemien von dem die Regel bildenden August-Septembergipfel merklich abwichen.* Epidemien mit Junibeginn, Juligipfel und Rückgang im August sind verschiedentlich beobachtet (auf Island 1924, im Elsass 1927, sowie in Finnland). Es schiene eine dankbare Aufgabe, diese

jahreszeitlichen Frühepidemien klimatologisch mit den sonst üblichen
Spätepidemien vergleichend zu analysieren.

Nur kurz sei der Sommergipfel einer anderen, zwar nicht bei uns
aber doch in der nördlich gemäßigten Zone vorkommenden Krankheit
erwähnt, nämlich jener der **Beri-Beri-Avitaminose.** Als Hauptursache
der Erkrankung ist ganz allgemein das Fehlen eines „B-Vitamines"
festgestellt. Trotzdem zeigt diese typische Avitaminose einen steilen
Gipfel im Juli bis September, wie in Japan (K. MIURA, SCHEUBE,
NIKAIDO, NAKAGAWA) festgestellt wurde, ohne dass geänderte Vitaminzufuhr als Ursache dafür nachgewiesen werden konnte.

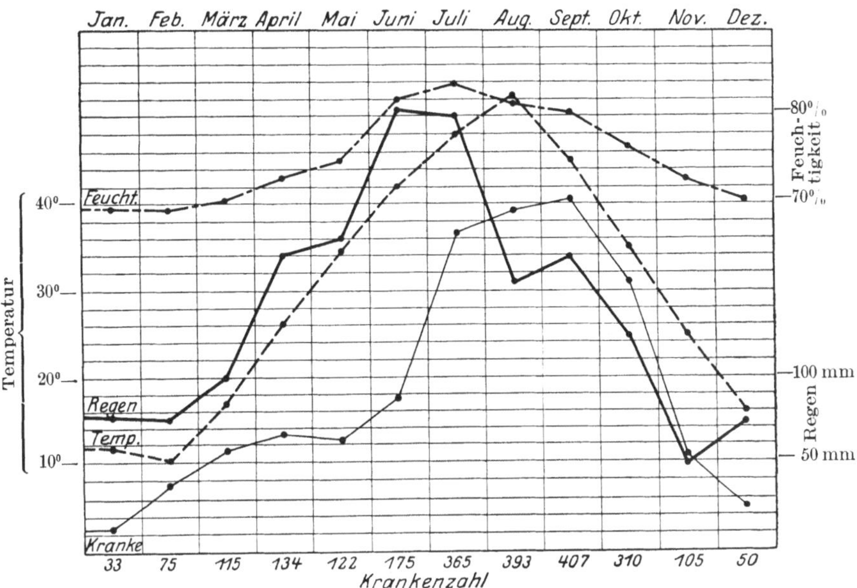

Abb. 39. Monatliche Zahl der *Beri-Beri-Fälle* unter Soldaten der 12. Division der
japanischen Armee. (Nach SHIMAZONO.)

In Abb. 39 ist eine Darstellung von SHIMAZONO wiedergegeben, aus
der das Gesagte sehr deutlich hervorgeht. Man hat zunächst an einen
Einfluss der „heissen" Jahreszeit, also an Wärmewirkung gedacht,
jedoch kommt Beri-Beri gar nicht selten auch in der kalten Jahreszeit,
in der Mandschurei und auf Sachalin sogar im Winter vor. Heute ist
man geneigt, der *höheren Feuchtigkeit im Sommer* die Schuld zuzuschreiben. Die in der Abb. 39 gegebene Kurvendarstellung ist naturgemäß (s. S. 108) für diese Auffassung kein Beweis, dagegen wird diese
Erklärung durch eine Beobachtung ganz anderer Art gestützt.

Spinnereien dieser Gegenden besitzen vielfach zwei Abteilungen, die
eigentliche Spinnerei, in der die Luft etwa 50—70% relative Feuchtigkeit

besitzt und die Weberei, deren Luft aus technischen Gründen feucht (70—100% relative Feuchtigkeit) erhalten wird. Die meist jugendlichen Arbeiter beider Abteilungen leben unter völlig gleichen Bedingungen, *die Beri-Beri-Erkrankungsziffern sind dagegen in der feuchten Weberei erheblich höhere,* wie folgende Tabelle 11 nach SHIMAZONO zeigt.

Tabelle 11. Über die Abhängigkeit der Beri-Beri-Erkrankungs-ziffern von verschiedenem Feuchtigkeitsgehalt der Luft.

		Gesamtzahl der Arbeiter	Beri-Beri-krank in einem Jahr	Erkrankte %	relative Feuchtigkeit %
Kyoto	Spinnerei	805	127	16	50—70
	Weberei	538	117	22	70—100
Wakayama	Spinnerei . .	324	2	0,6	48—52
	Weberei . . .	195	18	9,2	85—95

Diese Beobachtungen über eine echte klimatische Abhängigkeit einer anerkannten Avitaminose sind *allgemeinbiologisch von* grossem *Interesse;* sprechen sie doch dafür, dass der *Vitaminbedarf des menschlichen Körpers kein konstanter,* von den Lebensvorgängen diktierter ist, sondern dass dieser Vitaminbedarf von äusseren Lebensbedingungen und Umweltsverhältnissen abhängen kann.

Auch die in wärmeren Ländern vorkommende, genetisch noch nicht befriedigend aufgeklärte **Pellagra** weist einen ausgesprochenen Gipfel in der warmen Jahreszeit auf (C. H. LAVINDER), wie nur anhangsweise erwähnt sei.

2. Der Winter-Frühjahrsgipfel.

Betrachtet man Tabelle 1, so fällt, wie schon erwähnt, bei Zugrunde-legung der „Kalenderjahreszeiten" die Zusammendrängung vieler Saisonkrankheiten auf die Zeit des ausgehenden Winters und beginnenden Frühlings auf. Es ist klar, dass eine derart markante Erscheinung im Mittelpunkt des Problems der Saisonkrankheiten steht und man ver-sucht sein wird, die grosse Zahl der Beobachtungen möglichst auf einen gemeinsamen Nenner zu bringen.

A priori ist natürlich überhaupt niemals zu entscheiden, ob dieser Saisonfaktor für diese vielen und genetisch so verschiedenen Krank-heiten mit Winter-Frühjahrsgipfel wirklich identisch ist. Das Verein-fachungsbestreben jeder Wissenschaft hat freilich manchen Autoren eine solche Annahme nahegelegt. Verfasser hat mehrfach betont, wie wichtig für die ganze Frage eine streng induktive Forschung für die

Zukunft sein wird, um uns vor Fehlschlüssen zu bewahren. Auch BETTMANN warnt vor „schematisch-simplen Erklärungen".

Auf eine Besonderheit in der Frage des „Saisonfaktors" habe ich andernorts bereits hingewiesen. Gelegentlich der vorausgehenden Untersuchungen über meteorotrope Krankheiten fiel Folgendes auf, was mir für das ganze Problem nicht unwichtig erscheint: *nahezu sämtliche Krankheiten mit Winter-Frühjahrsgipfel, bei denen das akute Einsetzen eine genaue Festlegung des Erkrankungstermines überhaupt ermöglicht, erweisen sich gleichzeitig als meteorotrop* im obigen Sinne oder sind es doch höchst wahrscheinlich (Croup, Spasmophilie, akute Erkältungskrankheiten, Hämoptoe, Asthma bronchiale, croupöse Pneumonie, Diphtherie, Appendicitis [?], Malariaanfall).

Sollte es sich meteorologisch erweisen lassen, dass die Zahl oder Wirkungsstärke der über unser Gebiet ziehenden Unstetigkeitsschichten ebenfalls Winter-Frühjahrsgipfel aufweist, so wäre es denkbar, dass es durch Summation der Reize endlich zur Krankheitsauslösung käme, diese Auslösung dann aber in den Jahreszeiten mit den zahlreichsten atmosphärischen Störungen am häufigsten auch erfolgen würde, *Wetterkrankheiten damit also zwangsläufig auch zu Saisonkrankheiten würden.* Und damit wäre dann für den Winter-Frühjahrsgipfel ein Saisonfaktor von sicherlich sehr allgemeiner Bedeutung gegeben.

Der Winter-Frühjahrsgipfel bei so zahlreichen und z. T. lebensbedrohlichen Krankheiten (Infektionskrankheiten, Tuberkulose, Pneumonie u. a.) ist praktisch von grosser Bedeutung. Er bringt, um das gleich hier zu erwähnen, die bekannte Erscheinung mit sich, dass *die Gesamtmorbidität und Gesamtmortalität in allen Kulturländern der nördlich gemäßigten Zone zum Spätwinter und beginnenden Frühling einen deutlichen Anstieg aufweist* (vgl. als Beispiel Tabelle 12). Ganz besonders ausgeprägt ist das Winter-Frühlingsmaximum der Mortalität im Kindesalter (DEMANT). Solches gilt namentlich seit dem fast völligen Aufhören der noch vor wenigen Jahrzehnten enorm hohen Sommersterblichkeit des Säuglingsalters (vgl. Abb. 35).

Tabelle 12. Zahl der Sterbefälle im Deutschen Reich auf je 1000 der mittl. Bevölkerung und Jahr. (Nach ROESLE.)

	Jahres-mittel	I.	II.	III.	IV.	V.	VI.	VII.	VIII.	IX.	X.	XI.	XII.
1923	13,90	**16,69**	**17,37**	**16,64**	**14,99**	13,67	12,69	13,16	11,95	12,35	11,79	12,19	13,57
1924	12,22	**14,26**	**13,98**	**14,67**	**13,58**	12,31	11,18	10,84	10,80	10,47	10,47	11,58	12,29

Für viele Krankheiten mit Winter-Frühjahrsgipfel muss in erster Linie im einzelnen geprüft werden, ob in dem zu untersuchenden Falle tatsächlich eine „echte Saisonkrankheit" im klimatischen Sinne, d. h. mit direkter (unmittelbarer) Einwirkung klimatischer Faktoren auf den Menschen oder bei Infektionskrankheiten auch auf den Erreger vorliegt. Sich Jahr für Jahr wiederholende Bevölkerungsbewegungen, Volksbräuche, Feste, Märkte, Einschulungszeit, Ferien, Ernährungsbräuche usw. können durch einfache Änderung der Lebensgewohnheiten oder Übertragungsverhältnisse echte Saisonkrankheiten vortäuschen, die sich bei genauerem Studium als nur *„mittelbare Saisonkrankheiten"*, als *indirekt- oder „pseudosaisonbedingt"* erweisen. Es sei hier nur erinnert an das bekannte Beispiel der jährlich wiederkehrenden *Choleraepidemieen* gelegentlich *der Mekkapilgerzüge.* Ferner an die in Russland zu Ausgang des vorigen Jahrhunderts in manchen Gegenden regelmäßig beobachteten *Frühjahrshäufungen von Hemeralopie und Xerophthalmie* bei Erwachsenen und von Xerophthalmie *und Keratomalacie* bei Kindern (THALBERG, ROUSSANOW, KUBLI, SSAWELJEW, TOPEROW u. a.; s. bei GYÖRGY); diese konnten zurückgeführt werden auf eine während der Fastenzeit, vor allem während der Osterfasten regelmäßig einsetzende an A-Vitamin extrem arme Ernährung grösserer Bevölkerungskreise. Der Gipfel von *Fleckfieber*fällen *im ausgehenden Winter* soll lediglich durch die um diese Zeit ihr Maximum erreichende Verlausung der Bevölkerung seine Erklärung finden. Die in Russland in den letzten Jahren beobachteten Epidemien von *Tularämie* waren durchwegs Frühjahrsepidemien; wie sich zeigte einfach deshalb, weil in der Zeit der Frühjahrsüberschwemmungen ein erhöhter Kontakt der Menschen mit den als Pelztiere gejagten Wasserratten, welche die Krankheit übertragen, erfolgte (HABS).

Auch für Mitteleuropa lassen sich bei genauerem Studium der Verhältnisse einige **Krankheiten** *als* „indirekt"- oder „pseudosaisonbedingt", d. h. durch mittelbare Saisoneinflüsse bedingt, *ausschliessen,* für welche ein echter Winter-Frühjahrsgipfel in der Literatur vielfach behauptet wird. Solches gilt namentlich für *Masern, Keuchhusten, Pocken* und *Varizellen,* Krankheiten, für welche das tatsächliche Bestehen einer echten, d. h. direkt klimatisch bedingten Saisonabhängigkeit schon aus epidemiologischen Gründen äusserst merkwürdig und schwer verständlich wäre. Handelt es sich doch gerade hier um die epidemiologisch so gut studierten *„obligat-kontagiösen"* Erkrankungen im strengsten Sinne, d. h. um Krankheiten, bei welchen auf Infektion nahezu mit 100% Wahrscheinlichkeit eine Erkrankung erfolgt, sofern der Infizierte die Krankheit nicht früher bereits durchgemacht hat.

SCHADE hat auf Grund von Statistiken des deutschen Friedensheeres einen Wintergipfel der **Masern** regelmäßig gefunden und Masern zu den durch Kälte bedingten bzw. begünstigten Krankheiten im weitesten Sinne gerechnet. Dass es an sich leicht zu Wintergipfeln von Masernepidemien kommt, erklärt sich schon mit der Begünstigung der Übertragung im Winter durch den längeren Aufenthalt in geschlossenen

Räumen. Denn wenn auch die Beobachtung WAGENERs, dass Masern nur in geschlossenen Räumen, nicht aber im Freien übertragbar seien, vielleicht nicht im ·strengsten Sinne zutrifft, so besteht doch kein Zweifel über die ungleich grössere Übertragungswahrscheinlichkeit im Zimmer, wie sie dieser Beobachtung wohl zugrunde liegt.

Auch GOTSCHLICH nimmt diesen Standpunkt ein, denkt allerdings noch an eine unterstützende Wirkung dispositioneller Faktoren: „Rein kontagiöse Infektionen, deren Erreger ausserhalb des Organismus keine Stätte finden, zeigen eine Winterakme, weil in der kälteren Jahreszeit die Menschen dicht gedrängt in ihren Wohnungen verweilen und dadurch die Übertragung durch Kontakt leichter erfolgt, ferner weil die Disposition zu entzündlichen Erkrankungen der als hauptsächliche Einbruchspforte dienenden oberen Atemwege im Winter erhöht ist (Erkältung)." — Im übrigen fehlt den Masern ganz im Gegensatz zu den echten Saisonkrankheiten *das Charakteristikum, von Jahr zu Jahr und an jedem Orte eines Landes den gleichen Rhythmus aufzuweisen*. Das geht aus den eingehenden Erhebungen von SCHÜTZ mit absoluter Sicherheit hervor. Jeder Ort hat zuweilen seinen eigenen Rhythmus. Ein solcher ergibt sich oft sogar erst *bei Zusammenfassung jeweils mehrerer Jahre: die entstehende „mittlere" monatliche Masernhäufigkeit wird damit einfach zur Kurve der in den verschiedenen Monaten durchschnittlich bestehenden „Übertragungswahrscheinlichkeiten"*, worauf *Verfasser* schon bei früherer Gelegenheit hingewiesen hat. Dass sich dabei ein Wintergipfel ergibt, kann nach dem oben gesagten nicht Wunder nehmen. Jedenfalls haben *die gerade für Masern infolge ihrer Verbreitung bzw. infolge der allgemeinen Empfänglichkeit des Menschen so ausgedehnten Beobachtungen niemals wirkliche Anhaltspunkte ergeben, dass die Masernempfänglichkeit des Menschen in den einzelnen Jahreszeiten eine nennenswert verschiedene wäre*.

Die einzige Mitteilung in dieser Hinsicht liegt von CH. HERRMANN vor, der drei Kinder beobachtete, welche auf Masernkontakt im Herbst und Winter nicht, wohl aber auf Kontakt im Frühjahr erkrankt sind. HERRMANN lehnt es aber selbst ab, aus dieser Einzelbeobachtung Schlüsse zu ziehen.

Legt man aber für Masern die *monatlichen Sterbeziffern* zugrunde, so kann es sehr leicht zu einem *Wintergipfel* kommen. Da Kinder nämlich an Masern nur äusserst selten direkt, fast durchweg dagegen an pneumonischen Komplikationen sterben, so ist die *Jahreskurve der Masernsterblichkeit häufig kongruent jener der Pneumoniesterblichkeit*. Die pneumonischen Komplikationen werden im Winter-Frühling „wahrscheinlicher", weil die Pneumonien hier an sich schon wahrscheinlicher sind. Dazu kommt noch weiterhin die grössere Häufigkeit florider Rachitis im Frühjahr, welche Erkranken und Tod an Pneumonie ganz ausserordentlich begünstigt (W. MÖLLER, v. PFAUNDLER).

Auch für die epidemiologisch den Masern in mancher Hinsicht verwandten **Pocken** wird von manchen Autoren (STALLYBRASS) ein Winter-Frühjahrsgipfel angenommen und bei der Zusammenfassung

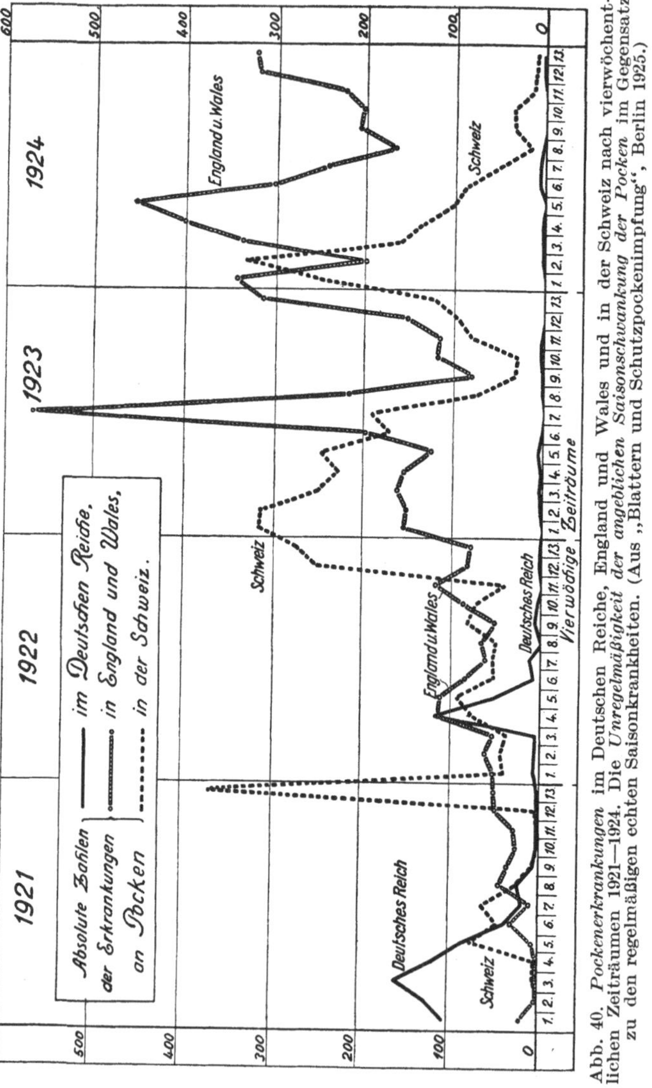

Abb. 40. *Pockenerkrankungen* im Deutschen Reiche, England und Wales und in der Schweiz nach vierwöchentlichen Zeiträumen 1921—1924. Die *Unregelmäßigkeit der angeblichen Saisonschwankung der Pocken* im Gegensatz zu den regelmäßigen echten Saisonkrankheiten. (Aus „Blattern und Schutzpockenimpfung", Berlin 1925.)

mehrerer Jahre ergibt er sich tatsächlich für eine Reihe von Ländern (Russland, U. S. A., Schottland, Italien in der Arbeit von STALLYBRASS). Aber — und das ist *wieder der prinzipielle Unterschied gegenüber den echten Saisonkrankheiten* — bei Betrachtung der Pockenhäufigkeitskurven in mehreren sich folgenden Jahren und in verschiedenen Ländern ergibt sich ein ganz regelloser Verlauf (vgl. Abb. 40), der zu den Kurven echter Saisonkrankheiten ungemein sinnfällig kontrastiert.

Analoges gilt für den **Keuchhusten.** Für diesen ergibt sich aus der sehr zuverlässigen dänischen Seuchenstatistik — brauchbare Keuchhustenstatistiken liegen sonst nur ganz vereinzelt vor — dieses *Ansteigen der Letalität im Februar—April*, während die *Morbidität regellos* bald Sommer-, bald Frühwinter-, bald Frühjahrsgipfel zeigt. In Tabelle 13 ist eine diese Verhältnisse illustrierende Statistik von MADSEN aufgeführt.

Tabelle 13. Zahl der Keuchhustenerkrankungen in der städtischen Bevölkerung Dänemarks.

Jahr	I.	II.	III.	IV.	V.	VI.	VII.	VIII.	IX.	X.	XI.	XII.
1907	764	792	820	819	834	995	**1030**	740	686	634	657	635
1916	1386	1539	**1543**	1448	1472	1309	1028	1125	772	674	631	542
1919	217	352	395	634	1117	1157	1765	2301	2223	**2372**	1512	1330
1922	244	299	384	393	557	662	674	935	987	1913	**2657**	2123

Letalität in den gleichen Jahren:

Jahr	I.	II.	III.	IV.	V.	VI.	VII.	VIII.	IX.	X.	XI.	XII.
1907	2,7	**5,4**	**7,3**	4,3	6,1	3,7	2,9	3,9	3,5	5,5	4,6	**6,8**
1916	3,5	3,6	**6,1**	**7,7**	4,6	5,0	2,1	3,1	2,2	2,8	2,5	2,6
1919	3,2	**6,0**	3,3	3,5	1,6	2,2	0,9	1,7	1,1	1,1	2,4	2,4
1922	**2,9**	2,0	**2,4**	2,3	2,2	1,2	1,0	1,8	1,6	0,8	1,1	2,1

Auch für **Varizellen** als Saisonkrankheit finden sich einige Angaben in der Literatur, aber auch Varizellen gehören nach allgemeiner Auffassung, vor allem auf Grund der Erfahrungen in Kinderanstalten, zu den obligat-kontagiösen Krankheiten, d. h. der Ansteckung folgt die Erkrankung fast immer, soferne der Mensch nicht früher Varizellen überstanden hat. Damit wird eine echte Saisonabhängigkeit schon an sich sehr unwahrscheinlich. Brauchbare europäische Statistiken existieren so gut wie nicht. Aus Nordamerika findet sich eine fast 100000 Fälle und 13 Jahre umfassende Bearbeitung für New York City (RIVERS und ELDRIDGE), an welcher erstaunlich regelmäßige, breite Winter-Frühjahrsgipfel sich zeigen (Abb. 41). Aber schon für Toronto in Canada ergab sich ein November-Januar-Gipfel (TISDALL, BROWN und KELLY). *Eine Berechtigung, die Varizellen unter die „echten" Saisonkrankheiten einzureihen, besteht bis heute also nicht*, es scheinen auch hier *analog wie für Masern und Pocken jahreszeitlich sich ändernde Übertragungsverhältnisse* infolge geänderter Lebensweise eine entscheidende Rolle zu spielen.

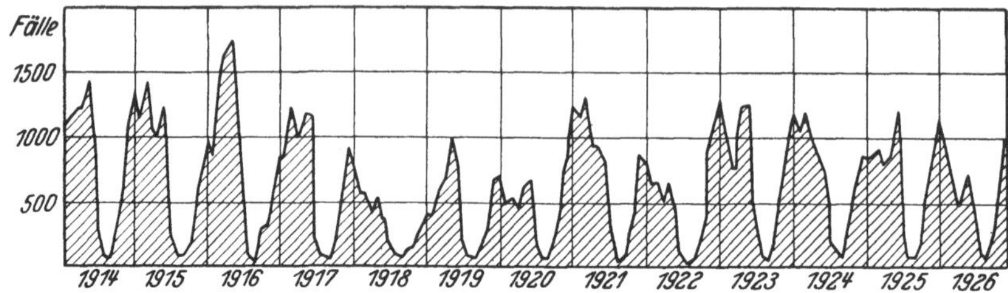

Abb. 41. Die Saisonschwankungen der *Varizellen* in New York City nach den monatlichen Erkrankungsziffern der Jahre 1914—1926 in der Statistik von 95 994 Fällen von
RIVERS und ELDRIDGE.

Von den **echten Winter-Frühlingskrankheiten** kann klimatologisch
als im wesentlichen geklärt bis heute fast nur die Häufung von
Rachitis im Frühjahr gelten. Für die Rachitis wissen wir durch die
Forschungen der letzten Jahre, dass sie gehäuft auftritt, wenn der
zwischen 297—313 $\mu\mu$ liegende antirachitisch wirksame Ultraviolett-
anteil der Sonnenstrahlung (die „*Dorno-Strahlung*") fehlt, soferne nicht
andere durch Strahlung aktivierte Stoffe (Vitasterine) mit der Nahrung
aufgenommen werden.

Dass die Sonnenbestrahlung an dem Verschontbleiben von Rachitis
bei Kindern einer Gegend oder eines gewissen Milieus wesentlich Anteil
hat, war bereits aus der Beobachtung der geographischen Verbreitung
der Krankheit wahrscheinlich und PALM hat bereits 1890 diesen Schluss
gezogen. Zunächst fiel auf, dass *Rachitis* fast ausschliesslich *zwischen
dem 40. und 60. Breitengrad* auftritt und dass sie *in den Tropen völlig
fehlt*. Gegen die Annahme einer Abhängigkeit der Rachitisverbreitung
von der Temperatur sprach die Tatsache, dass *die Rachitis mit zunehmender Höhe vom Meeresspiegel abnimmt*, ja in Hochgebirgstälern
(Arosa, Engadin) vollkommen fehlt (NEUMANN, FEER). Des weiteren
wurde beobachtet, dass die *Rachitis in Städten* und hier namentlich
wieder in Industriestädten (Glasgow) besonders *häufig* ist. Dazu kommen
spezielle Beobachtungen der neueren Zeit aus anderen Ländern. So hat
HUTCHISON aus dem Nasik-Bezirk in Indien berichtet, dass dort die
Rachitis bei den niederen Volksklassen nicht vorkommt, dagegen
Kinder der Reichen, welche gemäß dem mohammedanischen Purdahsystem die ersten Lebensjahre in verdunkelten Räumen verbringen
müssen, wobei auch die stillenden Mütter sich diesem Gelöbnis unter-
ziehen, an schwerer Rachitis erkranken.

War Mangel an Sonnenlicht ganz allgemein durch diese Beobachtungen als wesentlicher Rachitisfaktor wahrscheinlich gemacht, so
könnte diese Annahme erst im letzten Jahrzehnt durch die weiteren
Rachitisforschungen genauer präzisiert werden. HULDSCHINSKY hatte

1920 die *therapeutische Wirksamkeit der „künstlichen Höhensonne"* — einer Quecksilberdampfquarzlampe mit starker Ultraviolettstrahlung — bei Rachitis gezeigt. Mit der Einführung des Rattenexperimentes in

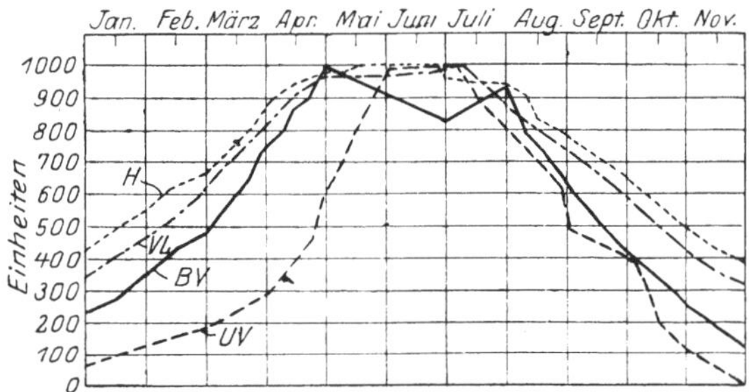

Abb. 42. *Jahreszeitliche Schwankung des Sonnenspektrums.* H Wärme, VL sichtbare Strahlung, BV blauviolette Strahlung, UV ultraviolette Strahlung. (Nach A. F. HESS und STEPP-GYÖRGY.)

die Rachitisforschung konnte der als wirksam anzuerkennende Strahlenbereich durch zahlreiche Arbeiten namentlich amerikanischer Autoren mehr und mehr auf die oben genannten Wellenlängen eingeengt werden.

A. F. HESS hat dann den Anteil dieser Wellenlängen in der Sonnenstrahlung für die einzelnen Kalendermonate (s. Abb. 42) und Tageszeiten (s. Abb. 43) bestimmt.

Aus diesen Untersuchungen geht hervor, dass *diese antirachitisch wirksame Dornostrahlung von der Erdatmosphäre unserer Breiten stark absorbiert* wird, und dass wirksame Quantitäten dieser Strahlen in den gemäßigten Zonen zum Unterschied von den Tropen im Winter in die tieferen Schichten der Atmosphäre fast nicht gelangen, während sie im Sommer reichlich vorhanden sind. Damit war die Rachitisentstehung im Spätwinter endgültig auf das Fehlen der Dornostrahlung zurück-

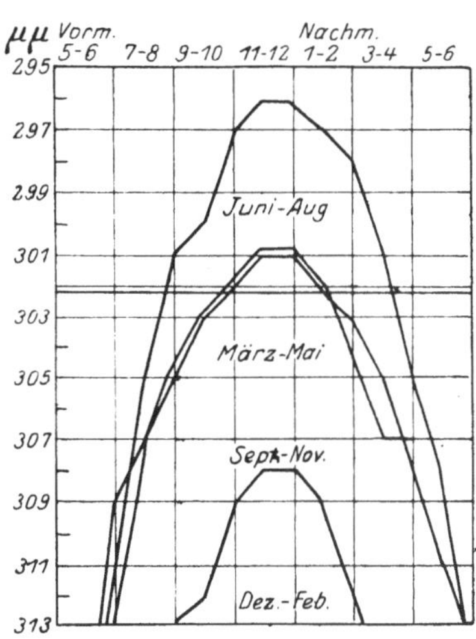

Abb. 43. *Jahreszeitliche und tägliche Schwankungen im „antirachitischen" Bezirk des Sonnenspektrums.* (Nach A. F. HESS und STEPP-GYÖRGY.)

geführt. Bekanntlich ist inzwischen in Zusammenarbeit von HESS, STEENBOCK und WINDAUS auch jener die Strahlung in der Haut aufnehmende Stoff im Ergosterin gefunden worden und hat, als ausserhalb des Körpers bestrahltes Ergosterin antirachitisch aktiviert, heute grösste therapeutische Bedeutung erlangt.

Diese Lichttheorie der Rachitis hat in ihrer zwingenden Schlussweise viel Bestechendes. Demgegenüber sei immerhin darauf hingewiesen, dass sie nicht restlos das Rachitisproblem zu erklären vermag, worauf in jüngster Zeit v. PFAUNDLER in eingehenden kritischen Untersuchungen hingewiesen hat.

Eine für die Lichttheorie zunächst nicht ohne weiteres einzufügende Beobachtung ist das *Fehlen der Rachitis in der Arktis*. Man hat es zunächst mit der angeblich an Rachitisch-Schutzstoff reichen Ernährung arktischer Völker (Trangenuss) zu erklären versucht. v. PFAUNDLER wies auf Grund eines Studiums der ethnographischen Literatur darauf hin, dass diese Annahme keineswegs zutrifft und nichts für die Zufuhr reichlich antirachitisch wirksamer Nahrungsstoffe bei Kindern und Müttern jener Völker spricht. Dagegen wurde überraschenderweise festgestellt, dass bereits in Island *jenseits des Polarkreises die Dornostrahlung wieder eine sehr lebhafte* wird, ja *sogar bei bedecktem Himmel* schon vorhanden ist. KESTNER hat das durch die polare Abplattung der Atmosphäre erklärt, wodurch das Sonnenlicht viel dünnere Schichten zu durchdringen hat, somit eine geringere Absorption erfolgt. Ausserdem wird man noch berücksichtigen müssen, dass die in diesen Gegenden stets lagernde Polarluft an sich stark durchlässig für Kurzwellenstrahlung ist, wogegen die in unseren Breiten häufig vorkommende Tropikluft eine stärkere Absorption bedingt (vgl. S. 19). Dass selbst stärkerer Nebel ultraviolette Strahlen sehr wenig absorbiert, geht nicht nur aus der Bergsteigererfahrung hervor, wonach man in grösseren Höhen auch bei trübem Wetter einen Sonnenbrand erleiden kann, sondern neueste Messungen von TOPERCZER auf dem Semmering (1030 m) haben das unmittelbar erwiesen; HAUSMANN und KRUMPEL haben auch im Experimente gezeigt, dass betaute oder verstaubte Quarzplatten kaum eine nennenswerte Schwächung ihrer Ultraviolettdurchlässigkeit zeigen, wenn sichtbare Strahlen bereits erheblich zurückgehalten werden. Ob allerdings die Säuglinge arktischer Völker dieser Strahlung direkt (oder indirekt durch Nahrungsaktivierung) ausgesetzt werden, bedarf noch der Untersuchung.

Alles in allem kann aber wenigstens *der Jahreszeitenrhythmus der Rachitishäufigkeit auf Grund der genannten Untersuchungen als geklärt* gelten.

Es ist nun sehr interessant, dass eine pathogenetisch engst verwandte, wenn auch im allgemeinen seltene Erwachsenenerkrankung, die **Hungerosteopathie** (Hungerosteomalacie) gleiche Saisonverteilung wie die Rachitis aufweist. Die unter gewöhnlichen Ernährungsverhältnissen einer Bevölkerung ziemlich seltene Erkrankung trat unter den Ernährungsschwierigkeiten der Nachkriegsjahre gehäuft in Wien auf; die Jahreszeitenverteilung dieser Fälle ist in Abb. 44 wiedergegeben und entspricht vollkommen der bei Rachitis gewohnten.

Die Erklärung dieser Erscheinung ist wohl die, dass bei der hinsichtlich Rachitisschutzstoffgehalt völlig unzureichenden Ernährung der Nachkriegszeit der Strahlenmangel der Wintermonate nicht mehr ertragen wurde und diese doppelte Schädigung zur osteomalacischen Erkrankung führte.

Die sonstigen, in anderen Ländern über Osteomalacie gemachten Erfahrungen decken sich ganz mit dieser Auffassung und mit den bei Rachitis erörterten Bedingungen. HUTCHISON hat die Osteomalacie bei nach dem Purdahsystem lebenden Frauen in Indien gefunden, KRAJEWSKA hat schon 1900 in Bosnien die Beschränkung der Krankheit auf die mohammedanischen Frauen beobachtet und den Lichtmangel als Hauptursache erkannt. Ähnliche Beispiele liegen aus China und Japan vor (s. bei GYÖRGY).

Was nun aber die *Feststellung weiterer*, echter (klimatischer) *Saisoneinflüsse* betrifft, so ist der Weg vorgezeichnet. Es ist einmal *zu entscheiden, wo der im übrigen noch zu ermittelnde klimatische Saisonfaktor im Körper angreift;* weiterhin wird nach der *Art der angreifenden Kraft* zu forschen sein.

Man könnte zunächst etwa von folgendem Wege einen Erfolg erwarten: man könnte fragen, welche **Jahreszeitenschwankungen** denn **am gesunden Organismus** zu beobachten sind und ob aus solchen Tatsachen dann Schlüsse auf ein zu erwartendes krankhaftes Geschehen im Organismus zu ziehen wären? Leider ist vorerst sehr wenig Aussicht auf eine erfolgreiche Bearbeitung des Problemes von dieser Seite her. Sind wir schon weit davon entfernt, das normale Körpergeschehen überhaupt in allen seinen Vorgängen richtig zu verknüpfen, so ist unser Wissen über Änderungen im Ablauf normaler Vorgänge im Jahreszeitenrhythmus vollends ungenügend. Das Wenige, was an Tatsachen in dieser Richtung vorliegt, betrifft fast durchweg Beobachtungen, die isoliert, ohne gegenseitige Verknüpfungen gemacht wurden, denen gegenüber also vor einer deduktiven Ausdeutung nur zu warnen ist.

Bekannt ist die kindliche *Wachstumsbeschleunigung* im Frühjahr, auf die später nochmals zurückzukommen sein wird. Jahreszeitliche *Schwankungen des Phosphorgehaltes* im Serum sind von HESS und LUNDAGEN

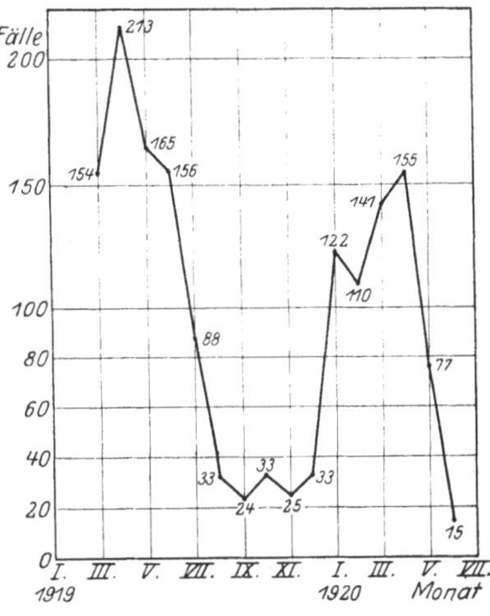

Abb. 44. Die *jahreszeitliche Verteilung* der bei der Wiener *Hungerosteopathie-*,,Epidemie" beobachteten Fälle. (Nach HUME-NIRENSTEIN aus STEPP-GYÖRGY, Avitaminosen.)

sowie GRASSHEIM und LUKAS in Zusammenhang mit den soeben geschilderten Rachitisstudien festgestellt worden. Schwankungen des Komplementgehaltes des Blutes hat W. LOEW nachgewiesen. Ein Absinken des Serumcalciumgehaltes bis zu seinem Minimum im Februar bis März wurde von H. und R. M. BAKWIN beobachtet. Eine *gesteigerte motorische und galvanische Erregbarkeit des peripheren Nervensystemes im Frühjahr*, wohl im Zusammenhang mit dem Absinken des Kalkspiegels im Blut hat HOPMANN, eine *gesteigerte Tuberkulinempfindlichkeit* hat HAMBURGER u. a. nachgewiesen. Von der *gesteigerten Serumempfindlichkeit* (MAKAI, HOPMANN, im Gegensatz zu SELTMANN) wurde oben schon gesprochen. Der *Hämoglobingehalt des Blutes* weist im Winter ein Minimum auf (FINSEN). Gelegentlich der Auszählung von Blutbildern Gesunder (zu Unterrichtszwecken) hat Verfasser den Eindruck gewonnen, dass auch die *Zahl eosinophiler Zellen* im Frühjahr ansteigt, eine noch nachzuprüfende Beobachtung, welche sich hier anfügen würde. Die *Muskelkraft* nimmt im Frühjahr zu (LEHMANN und PEDERSEN), ebenso wie die *Erregbarkeit der Hautvasomotoren*, gemessen am Dermographismus (KIRSCH). Einen *Jahreszeitenrhythmus des Hautcapillarbildes* hat bereits HAGEN festgestellt und BETTMANN kennzeichnet Vorfrühling und Frühling als „die Zeit besonderer Schwankungen der Capillarbefunde".

Nach den Untersuchungen von STRAUB, GOLLWITZER-MEIER und SCHLAGINTWEIT ist die *aktuelle Blutreaktion im Frühjahr saurer* als im Herbst und das *Kohlensäurebindungsvermögen* des Blutes verläuft etwa reziprok der Tageslänge, in das Frühjahr fällt also der Umschlag von seinem Wintermaximum zum Sommerminimum. Auch der *Jodgehalt der Schilddrüse* soll jahreszeitliche Schwankungen aufweisen (SEIDELL und FENGER).

In das Frühjahr fällt dann ein Nachlassen der *Acetonitrilempfindlichkeit von Meerschweinchen* (RED HUNT), auch die *Coffeinempfindlichkeit* dieser Tiere soll Saisonschwankungen zeigen (SALLANT und RIEGER), ebenso die *Empfindlichkeit des* isolierten *Froschherzens* gegenüber Eiweißspaltprodukten (WEICHHARD).

Wie schon erwähnt, wird man aus diesen Einzeltatsachen vorerst nicht in der Lage sein, Rückschlüsse auf den Weg eines Zustandekommens von Änderungen der Erkrankungswahrscheinlichkeit in bestimmter Richtung zu ziehen.

Nur ein ganz allgemeiner Schluss ist vielleicht aus diesen Befunden zu ziehen. *Die Zeit des ausgehenden Winters und Kalenderfrühlings bringt eine Umstimmung einer Anzahl von Stoffwechselprozessen im Körper*, die man als *vom vegetativen Nervensystem und innersekretorisch gesteuert* anzusprechen geneigt ist.

Überblickt man dann weiterhin in Tabelle 9 die *Krankheiten mit echtem Frühjahrsgipfel*, so fällt tatsächlich auf, dass sich darunter besonders *viele* finden, von denen wir eine *entscheidende Beteiligung des vegetativen Nervensystems* wissen oder doch als sehr wahrscheinlich annehmen können. Das gilt für Ekzem, „Ekzemtod", Spasmophilie, Pylorospasmus, Serumkrankheit, Basedowsche Krankheit — dann aber wohl auch für Pneumonie, Tuberkulose (Tuberkulinempfindlichkeit), Erythema nodosum, Erythema exsudativum multiforme, Chorea minor.

Bereits Moro, der sich — angeregt durch die fast ausschliesslich im Frühjahr vorkommende Spasmophilie (s. später) — als erster mit der Klarstellung der Frühjahrsgipfel eingehend beschäftigt hat, spricht direkt von einer „Übererregbarkeit des vegetativen Nervensystems im Frühjahr". Dabei hat Moro auch darauf hingewiesen, dass dieser *„biologische Frühling"* bereits *in der Zeit des Kalenderwinters einsetzt,* dass er nämlich zeitlich zusammenfällt mit dem ebenfalls schon in den Kalenderwinter fallenden Umschwung in der übrigen belebten Natur, mit dem Ausklingen des Winterschlafes, dem Neuerwachen der Pflanzenwelt, die dann mit Einsetzen des Kalenderfrühlings im März zu der so raschen Entfaltung gelangt. Hier kann es sich also wohl nur um eine biologische Erscheinung von allgemeinster Gültigkeit handeln. Dass diese *gesteigerte Erregbarkeit des autonomen Nervensystemes* beim Menschen mit *innersekretorischen Vorgängen* in engstem Zusammenhange steht, ist klar („der Frühling ist die Zeit der inneren Sekretion" — Moro). Namentlich auch für den Frühjahrsgipfel gewisser Hautkrankheiten (vgl. Tabelle 9, S. 83) denkt Bettmann an innersekretorische Einflüsse. Auch aus den Untersuchungen von Freund sowie Adler über die Beendigung des Winterschlafes bei Tieren und die damit sich vollziehende Änderung in der Morphologie innersekretorischer Drüsen geht das hervor. In dieser Zeit kommt es dann selbst beim Erwachsenen zu einer Änderung der Stoffwechsellage (Grassheim und Lukas) und damit verknüpft zu einer gesteigerten peripheren Nervenerregbarkeit (Hopmann), alles Zeichen für diese „hormonale Frühjahrskrise", welcher die ganze belebte Natur unterworfen ist. Erinnert sei hier nur an die bekannten Parallelen auf psychischem Gebiet, die Anstiege der Selbstmorde, der Sexualverbrechen, der Zugänge in Irrenanstalten u. a. (s. bei Hellpach). Rusznyak spricht in diesem Sinne von einer „Umschaltungszeit" in der Einstellung des Organismus zwischen den jahreszeitlichen Extremen Winter und Sommer.

Hier muss einer Erscheinung gedacht werden, die sozusagen einen sehr sinnfälligen Beleg für eine Beschleunigung aller Lebensprozesse im Frühjahr darstellt.

Es wurde oben bereits der *Wachstumsbeschleunigung* gedacht, welche bei Kindern regelmäßig *im Frühjahr* zu beobachten ist (Malling Hansen, Schmid-Monnard, Wimberger, Frank), wobei kalte Frühjahre eine Verzögerung des Eintritts dieser Wachstumsbeschleunigung aufweisen sollen (Frank). Welche Faktoren diese Wachstumsbeschleunigung bedingen, ist keineswegs sicher; es liegen wahrscheinlich hier sehr komplexe Wirkungen (klimatische und Ernährungseinflüsse) vor.

An die Feststellung dieser Wachstumsbeschleunigung im Frühjahr schliesst sich der Erklärungsversuch für einen noch nicht genannten Rhythmus, nämlich für den Frühjahrsgipfel der durch Vitamin-A-Mangel entstehenden klinischen Symptomenbilder der idiopathischen **Hemeralopie** (Nachtblindheit), der **Xerophthalmie** und **Keratomalacie** (Abb. 45). Diese Krankheiten treten auf entweder bei einem zu geringen Angebot von A-Faktor in der Nahrung oder einem abnorm hohen Verbrauch dieses Fak-

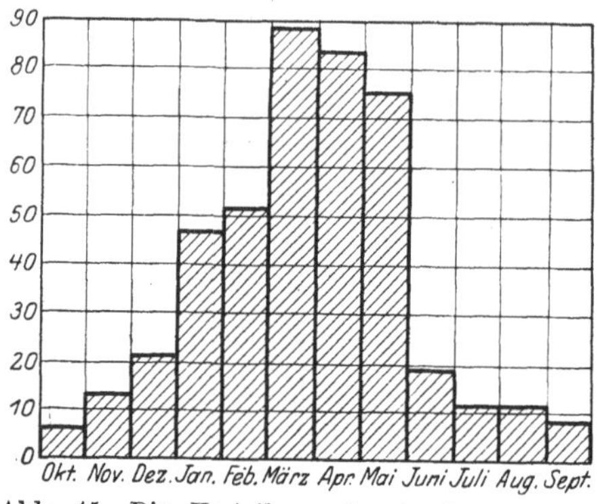

Abb. 45. Die Verteilung der in der grossen dänischen Statistik (Dr. BLEGVAD) registrierten 434 *Xerophthalmie-Keratomalacie*-Fälle auf die Monate des Jahres. (Nach STEPP-GYÖRGY, Avitaminosen.)

tors im Körper. R. WAGNER hat im Tierversuch gezeigt, dass Gaben von Schilddrüse, die zu einer Stoffwechselsteigerung führen, das Auftreten von Xerophthalmie beschleunigen. C. BLOCH hat den regelmäßigen Frühjahrsgipfel dieser A-Avitaminosen in Beziehung gesetzt zur Wachstumsbeschleunigung im Frühjahr (Abb. 46) und ersteren mit letzterer erklärt. Andererseits wissen wir aber, dass in Winternahrung ein relativer Mangel an A-Vitamin besteht, der seinerseits zu der Mangelkrankheit im Frühjahr Anlass geben könnte. Möglicherweise ist also erhöhter Verbrauch des vorhandenen Vitamines und unzureichende Neuzufuhr zusammen für den Frühjahrsgipfel verantwortlich zu machen.

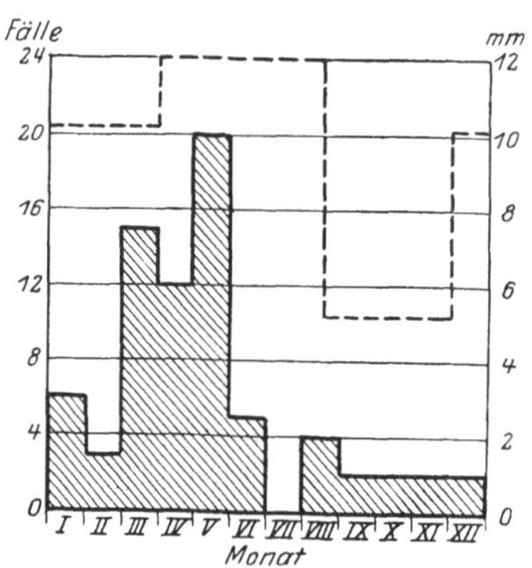

Abb. 46. Die jahreszeitliche Schwankung der *Xerophthalmie-Morbidität in Beziehung zu der des Wachstums*. (Nach C. BLOCH.) Die nicht ausgezogene Linie entspricht dem durchschnittlichen Längenwachstum in Millimeter; die schraffierten Säulen geben die Zahl der von C. BLOCH beobachteten Xerophthalmiefälle an. (Aus STEPP-GYÖRGY, Avitaminosen.)

Mit jahreszeitlichen Schwankungen des Gehaltes unserer Nahrung an A-Vitamin, dessen Wachstums- und ansatzfördernde Wirkung bekannt ist, hat ABELS noch eine andere, von ihm festgestellte jahreszeitliche Periode erklärt, nämlich die Kurve des jahreszeitlich schwankenden *mittleren Geburtsgewichtes* von Neugeborenen, welches in den

Winterfrühlingsmonaten anscheinend sehr gesetzmäßig eine deutliche Senkung aufweisen kann (s. Abb. 47).

Um das tatsächliche Vorkommen dieser Erscheinung ist allerdings eine noch nicht abgeschlossene Kontroverse mit Gynäkologen, namentlich mit HELLMUTH entstanden. HELLMUTH hat an einem sehr grossen Material zweier Hamburger Anstalten unter Anwendung der variationsstatistischen Fehlerrechnung diese Schwankungen nicht feststellen können. Andererseits wurden die Angaben von ABELS von PELLER sowie PELLER und BASS bestätigt und auch für statistisch einwandfrei erklärt. Sicherlich ist zu bedenken, dass die Ernährung der Wiener Bevölkerung der Nachkriegszeit, welche den Untersuchungen von ABELS zugrunde liegt, eine zweifellos wesentlich insuffizientere war als

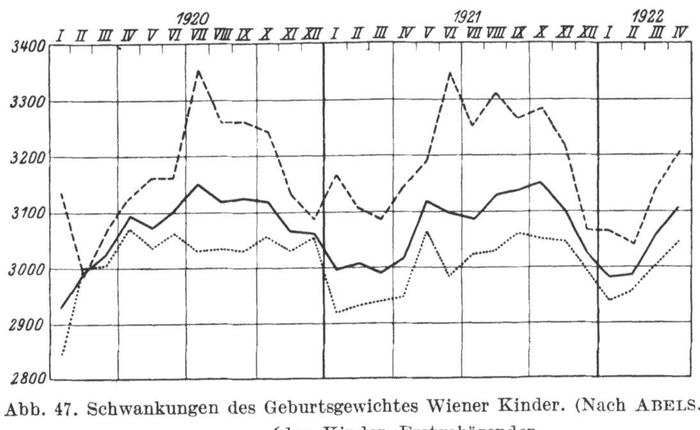

Abb. 47. Schwankungen des Geburtsgewichtes Wiener Kinder. (Nach ABELS.)

Mittleres Geburtsgewicht: { der Kinder Erstgebärender ....
der Kinder Mehrgebärender ———————————
sämtlicher Kinder . . . . . ⸻

die in anderen Städten, wie schon die dortigen Epidemien von Hungerosteopathie und Hungerödem beweisen. Die von ABELS festgestellten Schwankungen sind aber auch besonders hinsichtlich ihrer Wiederholung durch einige Jahre sehr sinnfällig, selbst wenn die Schwankungsbreite an sich, wie zu erwarten, nicht sehr gross ist.

Kürzlich sind übrigens noch andere „jahreszeitliche Nahrungsdifferenzen" im Tierversuch nachgewiesen worden, die möglicherweise auch für die menschliche Pathologie von Bedeutung sein können und hier kurz zu erwähnen sind. R. L. MAYER und M. B. SULZBERGER war es gelegentlich von Versuchen einer *Sensibilisierung* von Meerschweinchen gegen Salvarsan und Paraphenylendiamin aufgefallen, dass eine Sensibilisierung bei der acidotischen und vitaminarmen Winterkost ungleich leichter gelingt als bei der mehr alkalotischen und vitaminreichen Sommerkost. Dass indes hier nicht ein einfacher

Vitaminmangel ausschlaggebend ist, konnte dadurch gezeigt werden, dass der Sensibilisierungseffekt durch Zugaben von Vitamin zur Winterkost nicht geändert wurde. Es liegt also hier der interessante Fall vor, dass durch Nahrungsänderung eine geänderte Reaktionsbereitschaft des Körpers erzielt werden kann und es bleibt zu untersuchen, ob etwa veränderte menschliche Reaktionsbereitschaften oder Überempfindlichkeitsreaktionen in gleicher Weise beeinflussbar sind und jahreszeitliche Schwankungen solcher krankhafter Zustände damit eine entsprechende Erklärung finden.

Diese zweifellos bestehenden Ernährungseinflüsse im Sinne einer qualitativ insuffizienteren Winternahrung können indes unmöglich generell für den Winterfrühjahrsgipfel so vieler Krankheiten als Erklärung herangezogen werden, wie namentlich extreme Anhänger der Vitaminlehre versucht haben.

Nach dem bisherigen werden wir nicht fehl gehen, wenn wir den *Angriffspunkt* jenes noch unbekannten klimatischen Saisoneinflusses für viele Frühjahrshäufungen von Krankheiten mit MORO vorwiegend *im vegetativen Nervensystem* suchen, dessen nachweislich gesteigerte Erregbarkeit im Frühling eine erhöhte Ansprechfähigkeit des Körpers auf krankmachende Einflüsse, eine geänderte Reaktionslage des Körpers mit einer Erniedrigung der Reizschwellen bedingen muss. Und es mag wahrscheinlich sein, dass Individuen mit einer an sich schon bestehenden Labilität des vegetativen Nervensystems („vegetativ Stigmatisierte", wie sie vielfach genannt werden) solchen Einflüssen in erhöhtem Maße unterliegen. Auch dass das *Kindesalter* von *Saisonkrankheiten* so stark betroffen wird bzw. so viele Kinderkrankheiten diese Saisonschwankungen aufweisen, mag verständlich erscheinen, wenn man bedenkt, dass die Ausbalanzierung des vegetativen Nervensystems im Kindesalter eine viel labilere ist, dass die Korrelation innersekretorischer Drüsen durch Ausscheiden oder Neueingreifen verschiedener Inkretorgane (Thymus, Nebennierenmark, Keimdrüsen) in diesem Lebensalter Balanzestörungen besonders leicht unterliegen kann.

Den Typus einer Stoffwechselstörung, bei der Einflüsse des vegetativen Nervensystemes sowohl wie Einflüsse innersekretorischer Organe sicherlich eine Rolle spielen, stellt die **Spasmophilie** (Tetanie) *des Säuglings- und Kleinkindesalters* dar. Von ihr gingen, wie bereits erwähnt, die Beobachtungen MOROs über den Frühjahrsgipfel von Krankheiten überhaupt und über das „biologische Frühjahr" aus. Der Frühjahrsgipfel der Tetanie war als solcher schon Autoren um die Mitte des vorigen Jahrhunderts aufgefallen (DE LA BERGE 1835, HERARD 1847, BARTHEZ und RILLIET 1853, KERR, FLESCH 1878), wurde aber erst in neuerer Zeit von Baar, Behrendt, Cassel, Loos, Escherich, Japha, Moro, Moos für Mitteleuropa, von Tisdall, Brown und Kelly u. a. auch für Nordamerika zahlenmäßig belegt (s. Abb. 48).

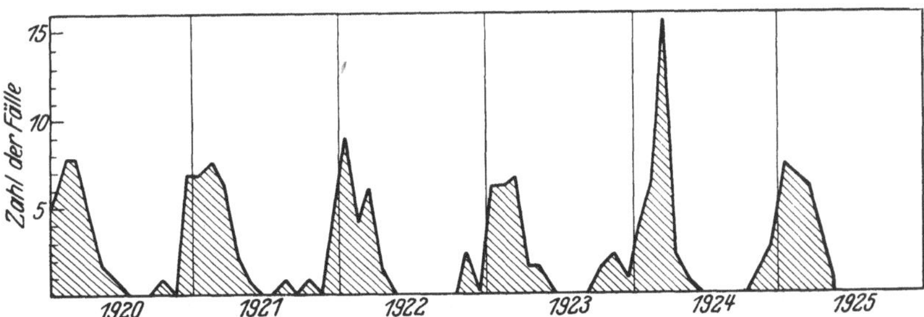

Abb. 48. Regelmäßige Frühjahrsgipfel der Erkrankungsziffern an Säuglingsspasmophilie. Monatliche Erkrankungsziffern. (Nach Moro.)

Die zur Tetanie führende Stoffwechselstörung steht nun nach den Untersuchungen der letzten Jahre (s. bei György) in engster Beziehung zur Rachitis, welche gleiche Saisonverteilung aufweist. György spricht hinsichtlich Rachitis und Tetanie geradezu von „zwei verschiedenen Phasen einer im Grunde identischen Stoffwechselstörung". Eine Wiederholung der von György bereits eingehend dargestellten, komplizierteren Stoffwechselvorgänge würde hier zu weit führen, es sei hier aber ausdrücklich darauf verwiesen.

Es wurde oben erwähnt, dass die pathogenetisch der Rachitis entsprechende *Hungerosteopathie* und *Osteomalacie der Erwachsenen* die gleiche Saisonverteilung wie die Rachitis aufweist. In ganz analoger Weise kann es bei diesen Störungen auch beim Erwachsenen zu einer „*idiopathischen*" Tetanie kommen, welche nun die gleichen Saisonschwankungen besitzt, wie v. Frankl-Hochwart gezeigt haben (s. Abb. 49).

Ungeklärt ist indes noch der spezielle klimatische Faktor, auf den die genannte Saisonschwankung der Tetanie zu beziehen ist. Demant hat meine Untersuchung missverstanden, wenn er den Frühjahrsgipfel der Tetanie mit den oben genannten

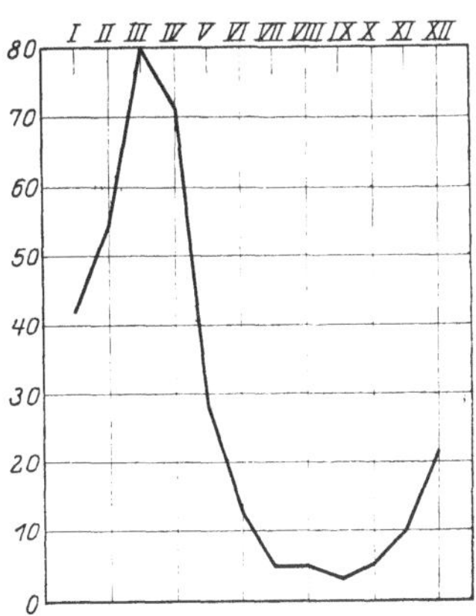

Abb. 49. Graphische Darstellung der Aufnahmen an *Erwachsenentetanie* im allgemeinen Krankenhause in Wien vom Jahre 1880 bis 1895. (Nach v. Frankl-Hochwart aus Stepp-György, Avitaminosen.)

Wirkungen von atmosphärischen Unstetigkeitsschichten in Zusammenhang bringt; es liegt hier eine in der Literatur so oft anzutreffende Vermengung von „Wettereinflüssen" und „Jahreszeiteneinflüssen" vor, die beide zwar Beziehungen haben *können* (vgl. S. 93), aber bevor solches bewiesen ist, nur das *eine* gemeinsam haben, dass sie beide von der Erdatmosphäre ausgehen. Es ist möglich, dass beim Tetanie-gipfel ebenfalls eine Wirkung der Schwankungen in der Dorno-strahlung (s. S. 99) maßgebend ist, doch ist das vorerst noch Hypothese.

Dass bei vorliegender tetanischer Stoffwechsellage neben vielen anderen äusseren (u. a. seelischen) Reizen gewisse Wettervorgänge in sehr typischer Weise zu manifesten Erscheinungen führen, wurde oben S. 50 bereits ausführlich dargetan.

Bei der Ermittlung eines Saisonfaktors für diese und alle weiteren Saisonkrankheiten stossen wir auf eine Schwierigkeit allgemeiner Art, die nur nach genauer Klarlegung der Pathogenese einer Krankheit bzw. durch andere Beobachtungen über das Auftreten der Krankheit (vgl. *Beri-Beri* S. 91) überbrückt werden kann.

Eine ganze Reihe meteorologischer Elemente zeigt vor allem in ihren Monatsmitteln ausgesprochenen Jahreszeitenrhythmus. Das gilt in unserer gemäßigten Zone z. B. für Temperatur, Sonnenscheindauer, Luftdruck, Windstärke, Häufigkeit der Windstillen, Potentialgefälle des elektromagnetischen Erdfeldes u. a. Es liegt sehr nahe, einen solchen Rhythmus, dessen Wirksamkeit für Krankheitsgeschehen man auf Grund irgend einer Überlegung als wahrscheinlich annahm, herauszugreifen und in Beziehung zu setzen zur Kurve der monatlichen Krankheits-fälle. Eine solche Gegenüberstellung, die ungemein häufig erfolgt ist, wirkt zunächst graphisch scheinbar sehr überzeugend. (Vgl. z. B. bei AMMANN, der die Jahreskurve epileptischer Anfälle den Jahreskurven der magnetischen Deklination und Inklination gegenüberstellt. Ähnliche Beispiele liessen sich zahlreich anführen.) Bei genauerer Überlegung erkennt man aber sofort, dass ein *übereinstimmender oder reziproker Verlauf der Monatsmittel eines meteorologischen Elementes und der Krankheitshäufigkeit nicht das mindeste für oder gegen die Wirksamkeit des betrachteten meteorologischen Elementes beweist.* Er stellt vielmehr nur *eine völlig selbstverständliche Umschreibung* eben *dieser jahreszeitlichen Abhängigkeit der Krankheit* dar; *selbst bei erwiesener Belanglosigkeit des betrachteten meteorologischen Elementes für Krank-heitsgeschehen würde die gezeigte Beziehung nach wie vor bestehen bleiben.* Denn *es liegt eben im Wesen dessen, was wir als „Jahreszeit" zusammen-fassen, dass diese meteorologischen Elemente sich eben sämtlich rhyth-misch ändern müssen.* Die erkenntnistheoretische Klippe, die hier auf-taucht, ist, wie schon andernorts erwähnt, folgende: Die Änderungen eines meteorologischen Elementes erfolgen niemals allein, niemals aus inneren Gründen dieses Elementes heraus, sondern sie selbst sind wieder bedingt durch weitere Vorgänge. Sind letztere zahlenmäßig fassbar, so liegen die Verhältnisse noch einfach; sind sie es nicht oder bis heute nicht, so komplizieren sich die Fragen noch mehr. Die *Schwierigkeit* ist dann, *von mehreren Vorgängen, deren paralleler Ablauf festgestellt wird, zu bestimmen, ob diese Vorgänge* (meteorologisches Element und Krankheitshäufigkeit) *einer höheren gemeinsamen Ursache subordiniert und also unter sich koordiniert sind oder ob einzelne dieser Vorgänge subordiniert sind, also in Kausalnexus stehen.*

Es erscheint fraglich, ob hier feinere meteorologische Analyse überhaupt weiterführen kann. Auch die vor allem bei anglo-amerikanischen Autoren schon sehr gebräuchlich gewordene *Korrelationsrechnung versagt hier* aus dem gleichen Grunde.

Für den mit der Methode nicht vertrauten Leser sei auf die gute, kurz orientierende Darstellung von G. WOLFF (Klin. Wschr. **1927 II**, 2025) verwiesen. Die Korrelationsrechnung gestattet die zahlenmäßige Bearbeitung der Frage, ob zwei Kollektivgegenstände, die beide einem Wechsel unterliegen (z. B. Zahl der Krankheitsfälle und Klimaelement), so miteinander verknüpft sind, dass mit der *Zunahme oder Abnahme* der Grösse des einen Kollektivgegenstandes der andere sich im gleichen Sinne ändert (*positive Korrelation*) oder sich im Gegensinne ändert (*negative Korrelation*). Im ersteren Falle nähert sich der Korrelationskoeffizient dem Werte $+1$ (absolute Parallelläufigkeit), im letzteren dem Werte -1 (absolute Gegenläufigkeit); besteht keine Verknüpfung im angegebenen Sinne, so wird der Korrelationskoeffizient gleich Null. Wie jede formal-statistische Berechnung sagt eine bestehende Korrelation niemals mehr aus als eben diese *statistische* Verknüpfung beider Vorgänge. Ob ein *kausaler* Zusammenhang zwischen beiden Kollektivgegenständen vorhanden ist oder beide von einem unbekannten dritten Vorgang abhängen, ist formal-statistisch niemals zu entscheiden. Man tut gut, sich diese Tatsache stets gegenwärtig zu halten.

Es besagt für das Wirken eines klimatischen Faktors also gar nichts, wenn eine stark positive oder negative Korrelation zwischen der monatlichen Zahl der Krankheitsfälle und etwa den in dieser Zeit herrschenden Temperaturmitteln oder ähnlichen meteorologischen Elementen errechnet wird, denn es liegt hier der gleiche erkenntnistheoretische Denkfehler zugrunde, wie wenn Kurven einander gegenübergestellt werden, deren kongruenter Verlauf von vorneherein vorauszusagen ist, da er in den Definitionen „Jahreszeit" und „Saisonkrankheit" bereits enthalten ist. Alle meteorologischen Elemente, welche etwa die Jahreszeit „Winter" bestimmen, müssen ja definitionsgemäß mit Winterkrankheiten eine positive Korrelation ergeben. Aus diesem Grunde erscheint es daher geradezu bedenklich, einfach von „heliophilen" Infektionen mit Sommergipfel und „heliophoben" Infektionen mit Winter-Frühjahrsgipfel zu sprechen, wie WORRINGER es tut; denn mit diesen Bezeichnungen werden unbewiesene Zusammenhänge präjudiziert und der Anschein erweckt, als wären die Jahreszeitenschwankungen bereits als Folge eines Wechsels in der Sonnenintensität erkannt, wovon vorerst nicht im mindesten die Rede sein kann (vgl. S. 114).

Die *einzige rechnerische Prüfungsmöglichkeit* für die tatsächliche Wirksamkeit eines ätiologisch angeschuldigten Saisonfaktors wäre, solange nicht die Pathogenese der Krankheit im einzelnen klargestellt ist, folgende Feststellung: die in den einzelnen *Jahren* schwankende *Amplitude der Krankheitswelle* müsste im grossen und ganzen kongruent verlaufen den in den einzelnen *Jahren* schwankenden Amplituden eines meteorologischen Elementes (Korrelation der Saisonamplituden von Morbidität und Klimaelement). Krankheiten, die man als Kälteschäden anspricht, müssten in kalten Wintern also häufig, in wärmeren Wintern dagegen seltener sein u. dgl. Naturgemäß kann eine solche Kongruenz dann auch mittels der Korrelationsrechnung zahlenmäßig ermittelt, bzw. geprüft werden (vgl. dazu S. 88 GIBSON, BROWNLEE und YOUNG), deren Ergebnis ganz anders zu werten ist wie die soeben als erkenntnistheoretischer Irrtum gezeigte Korrelationsermittlung von Krankheitsfällen und Klimaelement innerhalb *eines* Jahreslaufes.

Eine derartige Korrelation konnte bis heute bei keiner Saisonkrankheit mit Winter-Frühlingsgipfel ermittelt werden, sofern es sich um Krankheiten handelt, die nicht durch andere Wirtsorganismen auf den Menschen übertragen werden. Eine in dieser Hinsicht ganz andere Stellung nehmen dagegen jene meist in tropischen und subtropischen Gebieten auftretenden *Saisonkrankheiten* ein, welche *durch einen Zwischenwirt* (meist durch Insekten) *übertragen werden* und bei denen infolge kurzer Inkubationszeit Ansteckung und Erkrankung sich zeitlich rasch folgen. Die Anstiege der Erkrankungsziffern dieser Krankheiten sind dann vielfach ohne weiteres erklärlich durch die *Zunahme der Infektionswahrscheinlichkeit,* sobald die jährlich wiederkehrenden Bedingungen für Vermehrung und Lebensdauer der Überträger günstig sind, bzw. das Vorkommen der Überträger erst ermöglichen. Meist handelt es sich um bestimmte Temperatur- oder Feuchtigkeitsoptima, welche realisiert sein müssen.

Von der Malaria-anopheles, vom Pestfloh (namentlich Xenopsylla cheopis) u. a. sind solche scharf umschriebene klimatische „Mindestforderungen" ermittelt. Gleiches gilt für Phlebotomen, deren Verbreitung dem Vorkommen der Orientbeule und des Papataccifiebers die Grenze setzen und für die Stegomien als Verbreiter des Denquefiebers.

Hier haben wir es also wieder mit Beispielen der schon eingangs erwähnten Fälle von *Saisonkrankheiten mittelbarer Natur* zu tun. Dass für diese Saisonkrankheiten dann die Amplituden der einzelnen Jahreswellen kongruent mit dem Wellengang eines ganz bestimmten meteorologischen Elementes verlaufen, ist klar. Allerdings „dürfen wir den Satz, dass jahreszeitlich auf den Gipfel der Überträgerhäufigkeit der Gipfel der Epidemie in kurzem Abstande folgen müsse, nicht als allgemeines theoretisches Postulat anerkennen, wenn es sich auch oft bewahrheitet. Rücksichtlich der Einflüsse der Jahreszeiten geht die Wirkung der meteorologischen Faktoren nicht immer über das übertragende Insekt, sondern manchmal auch direkt" (MARTINI). Der

S. 118 erwähnte Frühjahrsgipfel der Malaria, der den Gipfel der im Vorjahre in unmittelbarem Anschluss auf die Infektion erfolgten Erkrankungen in der Regel erheblich überragt (MARTINI) gibt ein gutes Beispiel in dieser Hinsicht.

Aber auch die *Entwicklung der Erreger* im Zwischenwirt kann *selbst an klimatische Bedingungen* (meist hinsichtlich eines Temperaturminimums oder -optimums) *gebunden* sein und es kann auf diesem Wege zu Saisonschwankungen kommen. Naturgemäß gilt das nur von Krankheiten, deren Erreger in wechselwarmen Tieren leben und so unter der Einwirkung der Aussentemperatur stehen.

So braucht der *Gelbfiebererreger* ein Temperaturminimum von 20⁰ C und der *Malariaerreger* ein solches von 16—17⁰ C. Auch für *Filaria Bancrofti* ist das Temperaturminimum nur südlich des 40. Breitengrades erreicht, wogegen die Mücke auch bei uns vorkommt. Alle diese Verhältnisse seien hier nur kurz angedeutet, um auf die verschiedensten Möglichkeiten, wie es zu einer Saisonschwankung von Krankheiten kommen kann, hinzuweisen.

Für jene Saisonkrankheiten aber, deren Saisonschwankung durch unmittelbare klimatische Einwirkung auf den Menschen entsteht, bzw. entstehen muss (nichtinfektiöse Saisonkrankheiten) konnte, wie erwähnt, eine Korrelation der Saisonamplituden der Morbidität mehrerer Jahre mit einem Klimaelement dieser Jahre trotz vielfacher Versuche bis heute in keinem einzigen Falle nachgewiesen werden. Wie schwierig die ganzen Verhältnisse praktisch liegen, zeigt sehr gut eine Arbeit von MEMMESHEIMER über die *Saisonschwankungen des Ekzems.* MEMMESHEIMER führt alle nur denkbaren Möglichkeiten, die für eine Erklärung in Frage kommen, an, ohne zu einem bestimmten Entscheid zu gelangen; und in dieser Lage befinden wir uns vorerst für sämtliche weitere Krankheiten mit Winter-Frühjahrsgipfel.

Den *Wintergipfel der* **Atmungskrankheiten** und „grippalen Infektionen", wie sie vielfach benannt werden, glaubten RUHEMANN und neuerdings LEDERER mit der geringeren Einstrahlungsintensität der Sonne in dieser Jahreszeit erklären zu können. Während RUHEMANN Einflüsse der Besonnung auf die Erreger (s. S. 117) annahm, denkt LEDERER dabei namentlich an das Absinken der Immunität infolge Fehlens von Ultraviolettstrahlung. KIRSCH bestreitet diese letztere Erklärung und glaubt mehr an Bakterienanhäufung in den Wohnungen infolge der „Winterklausur", also an mittelbare Klimaeinflüsse. Dass Kurven der Dornostrahlung in den einzelnen Kalendermonaten mit den Kurven der Atmungskrankheiten annähernd parallel gehen, wie LEDERER als Argument anführt, ist freilich selbstverständlich; es handelt sich hier wieder um ein Beispiel oben ausgeführter Art einer von vorneherein vorauszusagenden Übereinstimmung. Aus gleichen Gründen besagt es für die Genese dieses Krankheitsgipfels gar nichts, wenn GIBSON

zwischen den „nichtdiarrhöischen" Kindertodesfällen und der Winter-
temperatur eine Korrelation von — 0,85 ($\pm$ 0,05) errechnet; oder wenn
R. R. EVANS für die Influenza in Woolwich und die Tagestemperatur
eine analoge Korrelation findet; oder endlich wenn SMILEY deutlich
reziproke Beziehung zwischen der Zahl von Erkrankungen der Luftwege und der mittleren Aussentemperatur sowie der durchschnittlichen
täglichen Sonnenscheindauer feststellt. In all diesen Feststellungen
steckt nur eine Wiederholung der Angabe, dass es sich eben um Krankheiten mit Wintergipfel handelt. Auch SCHADE hat den Wintergipfel
der Atmungskrankheiten zusammen mit dem der Infektionskrankheiten
Diphtherie, Scharlach (vgl. dazu S. 120), Masern (vgl. dazu S. 94) als
Kältefolge aufgefasst, eine Erklärung, die heute die meisten Anhänger
besitzt. Dabei denkt SCHADE weniger an eine direkte Kältewirkung
auf die erkrankenden Schleimhäute oder Organe, sondern vor allem an
eine *Kältefernwirkung im Körper* und zwar wieder auf dem Umweg
über das vegetative Nervensystem. SCHADE konnte zeigen, dass *Kältewirkung* auf den Organismus fast bis ins kleinste *einer Reizung des
Sympathicus gleichkommt*. Über die hier angeschnittenen Fragen der
„Erkältung" und Kälteeinwirkung ist wohl am umfangreichsten untersucht und diskutiert worden. (Vgl. die eingehende Monographie
STICKERs.) Dass es eine Erkältung gibt im Sinne einer Abkühlungs-
folge, drängt sich wohl jedem beobachtenden Arzt auf. Das Erkältungsproblem soll hier aber, wie oben schon gesagt, nicht behandelt werden,
da es sich hier weniger um ein Problem der Meteoropathologie handelt,
eine Erkältung nämlich durchaus nicht wetterbedingt oder klimatisch
bedingt zu sein braucht. Für das aber, was wir gewöhnlich „Erkältungskrankheiten" nennen, sind wir, wie auch HOPMANN mit Recht betont,
einer auch nur einigermaßen umfassenderen Theorie noch fern. Der
Begriff der Erkältung im Sinne einer mittelbaren oder unmittelbaren
Kältefolge ist überhaupt zu sehr ausgedehnt worden und vorerst ist mit
diesem Begriff nur schwer zu arbeiten, solange wir noch nicht einmal
wissen, was Erkältung ist oder was wir so nennen wollen. RIMPAU
hat das bisherige Untersuchungsergebnis zu der Frage in neuester Zeit
dahin zusammengefasst: „Diese und zahlreiche andere Untersucher
haben die Grundlage für unsere Erkenntnis, wie der Körper auf Kälteschäden antwortet, gegeben. Sie haben aber nicht die Frage, wie es
nun zur Erkältungskrankheit kommt, beantworten können. Trotz
grösster Misshandlung des Körpers mit Kältereizen ist die ersehnte
Erkältungskrankheit bei diesen Versuchen ausgeblieben". Wir können
somit über die Art des den Winter-Frühjahrsgipfel von „Erkältungskrankheiten" auslösenden Saisonfaktors kaum etwas Definitives angeben.
Ja, wir wissen nicht einmal, ob es wirklich ein einzelnes meteorologisches
Element oder, um mit LINKE zu sprechen, der „Akkord" einer Reihe

solcher Elemente ist. Für den deutlichen Wintergipfel von *Anginen* (auch von postoperativen) (UFFENORDE und GRIESE) gilt völlig Analoges.

Auch der praktisch so wichtige *Frühjahrsgipfel der* **Tuberkulose** in ihren verschiedenen Manifestationen erfuhr naturgemäß vielfache Untersuchungen.

Für die *Meningitis tuberculosa* liegen besonders zahlreiche Bearbeitungen vor, so von ALBINGER-Frankfurt (210 Fälle), HOLT-U.S.A. (218 Fälle), KOCH-Wien (362 Fälle), REDLICH - Wien (365 Fälle), VON WANGENHEIM-Hamburg (116 Fälle), welche sämtlich die Frühjahrshäufung bestätigen. Nur STELLING fand für 400 Fälle in Kiel keinen ausgesprochenen Frühjahrsgipfel. Eine Zusammenfassung dieser 1663

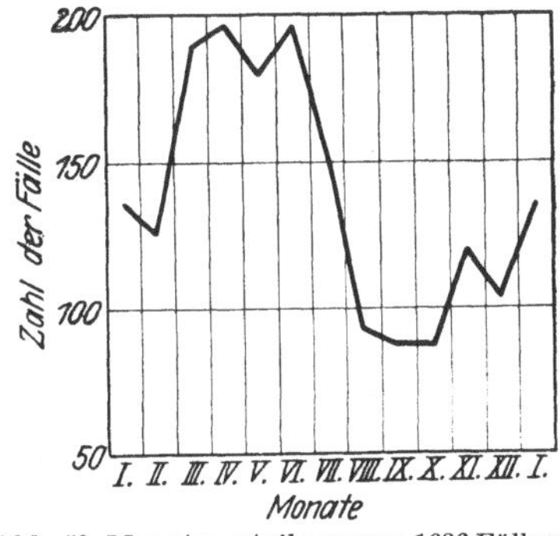

Abb. 50. Monatsverteilung von 1636 Fällen von Meningitis tuberculosa.

Fälle von Meningitis tuberculosa der nördlich gemäßigten Zone aus der Literatur ist in Abb. 50 wiedergegeben.

Ein März-Maigipfel der *Miliartuberkulose* wurde von HARTWICH an 200 Fällen ermittelt und PÉHU und DUFORT sprechen von ,,veritables vagues de méningite", welche im Frühjahr die französischen Krankenhäuser überfluten.

Es ist von grossem Interesse, dass das *Erythema nodosum*, dessen engste Beziehungen zu Tuberkulose namentlich aus den Untersuchungen von WALLGREEN hervorgehen, die gleiche Saisonverteilung aufweist. In Abb. 51 ist die Verteilung von 2345 Fällen von Erythema

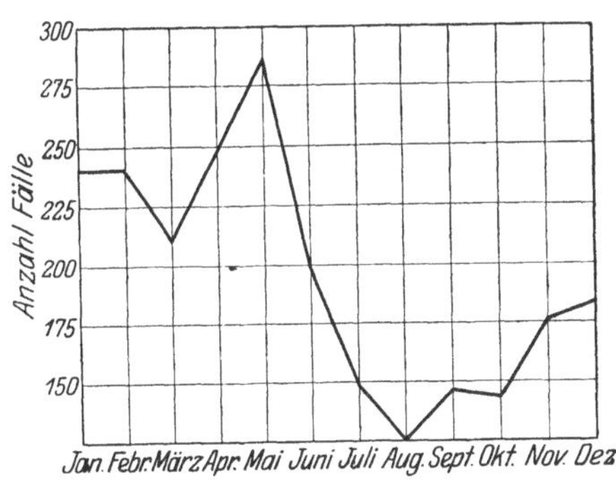

Abb. 51. Monatsverteilung von 2345 Fällen von Erythema nodosum. (Nach N. LEWIN.)

nodosum (NILS LEVIN) der Sammelkurve von Meningitis tuberculosa-Fällen obiger Autoren (Abb. 50) gegenübergestellt.

PEYRER hat auch auf das gehäufte Vorkommen von *Phlyktänen* im Frühjahr hingewiesen. Auch die mit Hilfe der PIRQUETschen Reaktion gemessene *Tuberkulinempfindlichkeit* ist, wie KARCZAG bereits vermutet hatte, im Frühjahr gesteigert (HAMBURGER, PEYRER, ARNFINSEN).

Nach all dem kann man es als feststehend betrachten, dass tuberkulöse Prozesse der verschiedensten Art im Frühjahr generell zu einer Aktivierung neigen. Für das Zustandekommen dieser Aktivierung

dachte man zunächst vor allem an *Folgen von akuten Erkältungskatarrhen*
der Atemwege und grippalen Infektionen, die wie erwähnt ebenfalls
einen Frühjahrsgipfel zeigen; dass es aber unter dieser indirekten
Wirkung zu einer Häufung von Erythema nodosum und zu einem Ansteigen der Tuberkulinempfindlichkeit kommt, ist von vorneherein
wenig wahrscheinlich. JESSEN glaubte, das aus dem Parallelverlauf
beider Jahreskurven erschliessen zu können, wieder eine jener genannten
völlig unzulässigen Schlussweisen. ERNST hat die Jahreskurve der
Tuberkulosemorbidität der nach DORNO gemessenen Kurve der Abkühlungsgrösse gegenübergestellt und auf Grund auch dieser wieder
von vorneherein zu erwarten gewesenen Parallelität auf Kälteschäden
geschlossen; man sieht auch hier wieder ein Beispiel, dass die Wahl
einer meteorologischen Kongruenzkurve ganz nach Ermessen des
Autors beliebig erfolgen kann. ERNST denkt allerdings ebenso wie
WORRINGER an die Möglichkeit einer Mitwirkung von Strahlungs-
schäden infolge der im Frühjahr wachsenden Einstrahlungsintensität
der Sonne (vgl. hierzu auch Abb. 42). Die Wirkung von *Srahlungs-
schäden* gewinnt durch eine bekannte klinische Beobachtung eine
gewisse Stütze. Es ist oft festgestellt, dass übertriebene Sonnenbäder
oder überdosierte Bestrahlungen mit künstlicher Höhensonne eine
Tuberkulose aktivieren können. Neuerdings hat dann HEERUP für
die Erklärung des Frühjahrsgipfels der Tuberkulose durch Strahlungs-
schäden folgende interessante Beobachtung unter Verarbeitung eines
statistischen Materials von 27 Jahren angeführt: die Tuberkulose zeigt
auf Faröer, wo HEERUP Landesphysikus ist, und im Lande Dänemark
einen Februar-Junigipfel; dieser fehlt indessen fast vollständig in der
Stadt Kopenhagen, was HEERUP mit dem Strahlenabfang durch die
Großstadtluft erklärt.

Die Frage des Frühjahrsgipfels des *Erythema exsudativum multiforme*, das
zweifellos gewisse Beziehungen zum Erythema nodosum aufweist, hat ZWECKER
neuerdings untersucht. Zunächst ist ein gehäuftes Auftreten an belichteten Haut-
stellen aufgefallen. Die Saisonschwankung der genannten Hautreaktion scheint
ausserdem örtliche Unterschiede aufzuweisen; so wird für Kopenhagen ein ausgesprochener Sommergipfel gefunden. ZWECKER glaubt aber nicht an eine direkte
ätiologische Beteiligung der Sonnenstrahlen, wie es für die echten Lichtdermatosen
(Hydroa vacciniformis u. ä.) namentlich durch die Untersuchungen von HAUSMANN
und seiner Schule nachgewiesen wurde[1]. Was die Saisonschwankung des Erythema
exsudativum multiforme betrifft, so muss dieselbe heute wohl noch durchaus

---

[1] Die zahlreichen, heute immer noch im Flusse befindlichen Fragen der
Lichtklimatologie und Lichtbiologie hier auch nur zu streifen, würde über den
Rahmen dieser Schrift hinausgehen; hierzu sei vor allem auf die monographische
Bearbeitung von HAUSMANN und HAXTHAUSEN, sowie auf die Arbeiten des
Schweizerischen Forschungsinstituts für Hochgebirgsklima und Tuberkulose in
Davos (DORNO-MÖRIKOFER) und auf die Veröffentlichungen der „medizinisch-
klimatischen Aktionen der österreichischen Sanitätsverwaltung" (CONRAD-HAUS-
MANN) hingewiesen.

als ätiologisch unklar gebucht werden; ZWECKER glaubt zwar durch Vergleich der Häufigkeit dieser Erkrankung mit den Kurven einiger meteorologischer Elemente, dass ein Temperaturmittel zwischen 7⁰ und 15⁰ bei niedrigen Werten der Feuchtigkeit begünstigend wirke; doch kann Verf. sich des Eindruckes nicht erwehren, dass hier ebenfalls wieder jene oben mehrfach erwähnte Gegenüberstellung erfolgte, der eine gewisse Willkür innewohnt und ZWECKER hat seine Befunde auch selbst mit grösster Reserve mitgeteilt.

Die Tatsache, dass unter den echten und typischen Saisonkrankheiten auch **akute Infektionskrankheiten** mit direkter Übertragung von Mensch zu Mensch sich finden, könnte zunächst vielleicht überraschen.

Die Wirkung von an Jahreszeiten gebundenen Faktoren hat — um das hier zusammenfassend zu besprechen — gerade bei den Infektionskrankheiten in epidemiologischer Hinsicht interessiert und wir hatten im vorstehenden schon mehrfach Gelegenheit, solche Verhältnisse zu erörtern. Wir sahen schon, wie vielgestaltig diese Einflüsse sein können und wie für jede Infektionskrankheit eine gesonderte Untersuchung notwendig ist. STALLYBRASS spricht als Epidemiologe von *„primären"* *und „sekundären" Bedingungen*, durch welche die Saisonschwankung einer Infektionskrankheit zustande kommt. Die *primären Faktoren* sind:

1. Die *Gegenwart von Erregern* entsprechender Infektiosität und Virulenz („the seed").

2. Die *Übertragungsmöglichkeiten* („the sower").

3. Empfängliches Gewebe und *empfängliche Individuen* („the soil").

Auf jeden dieser primären Faktoren können dann *„sekundäre", an Jahreszeiten gebundene Faktoren* einwirken und ihn verändern, es resultiert aus der Zusammenwirkung all dieser primären und sekundären Faktoren die „Häufigkeit" einer Infektionskrankheit zu einer bestimmten Zeit.

Ein Maß für die Häufigkeits*änderung* einer Krankheit (also sozusagen ein „Differentialquotient" eines bestimmten Punktes der Saisonkurve) wird von BROWNLEE und YOUNG sowie STALLYBRASS als *„Dispersibilitätsindex"* vorgeschlagen. Derselbe stellt den Quotienten der Zahl der Krankheitsfälle einer bestimmten Zeitperiode geteilt durch die Zahl der Krankheitsfälle in der gleichlangen unmittelbar vorausgehenden Zeitperiode dar.

Alle Möglichkeiten für die Auslösung einer Saisonschwankung sind damit aber auch erschöpft. Für mehrere dieser Möglichkeiten haben wir Beispiele bereits kennen gelernt (vgl. dazu Tabelle 14, S. 122).

Wie liegen nun die Verhältnisse bei den hier noch interessierenden Infektionskrankheiten? Für *Diphtherie, Scharlach, Cerebrospinalmeningitis* (vgl. Abb. 34, 52, 53, 54) wissen wir längst, dass Infektionsgelegenheit vielerorts vorhanden ist, dass aber der Zustand des Körpers — neben anderen Faktoren — sehr wesentlich für „Erkranken" oder „Nichterkranken" maßgebend ist. *Diese Krankheiten* sind es ja gerade, bei welchen *ein unter der Schwelle des Krankseins verlaufendes Abreagieren des Körpers mit der Infektion* so viel erörtert wird (DEGKWITZ, FRIEDEMANN, V. PFAUNDLER, DE RUDDER).

Es handelt sich hier also durchwegs um Infektionskrankheiten, bei denen sicher nicht die Infektion über ein Erkranken entscheidet, geschweige denn allein über das Auftreten der Krankheit bestimmt.

Für eine rhythmisch *im Jahreslaufe sich ändernde Übertragungsmöglichkeit* liegen keinerlei Beobachtungen vor, ausser etwa ein engerer Kontakt der Menschen in Räumen während der Wintermonate. *Von den Krankheiten, bei denen die Ansteckung über das Erkranken entscheidet, trennen die genannten Infektionen sich aber schon durch den erstaunlich konstanten Jahreszeitenrhythmus ihrer Morbidität* (Abb. 52, 53, 54) *ab*, die Häufung durch blossen engeren Kontakt zu erklären geht somit nicht an (vgl. S. 95).

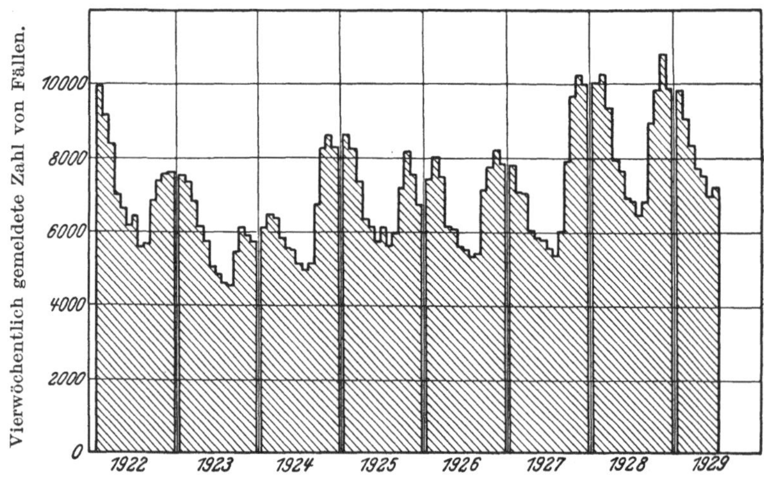

Abb. 52. Jahreszeitenwellen der Diphtherie in Europa nach vierwöchentlichen Erkrankungsziffern der in England, Deutschland und Polen gemeldeten Diphtherieerkrankungen der Jahre 1922—1929. (Aus Epidemiol. Monatsber. d. Hygienesektion d. Völkerbundes Nr. 127.)

Wir wissen andererseits, dass gerade die Einschulung, die doch eine besondere Kontakterhöhung Empfänglicher herstellt, keineswegs zu Diphtherie-, Scharlach- oder Genickstarreepidemien Anlass gibt, ja der geringe Einfluss der Schule auf Scharlach- und Diphtherieverbreitung ist wegen seines Gegensatzes zu Masern wiederholt aufgefallen (HÜLS, SIEGERT). Im übrigen findet sich der Wintergipfel der Diphtherie völlig gleichmäßig sowohl in Gegenden mit Frühjahrseinschulung (Deutschland), wie solchen mit Herbsteinschulung (Prag, Pressburg). Wenn daher CHURA dem engeren Kontakt der Kinder im Winter einen entscheidenden Einfluss auf den Wintergipfel der Diphtherie zuschreibt so findet diese Annahme wenig Stütze. Auch für eine *jahreszeitliche Schwankung der Zahl von Diphtheriebacillenträgern*, von denen die Infektion vorwiegend gestreut wird, liegen keine einheitlichen Ergebnisse vor. KLIEWE und HOFMANN, sowie KOLLMANN fanden keine Jahreszeitenschwankung; die Zahl der Diphtheriebazillenträger verläuft nach diesen Untersuchungen sehr regellos und auch eine Beziehung zu Witterungsfaktoren konnte nicht aufgedeckt werden. Gleiches geht aus den Kurven von STALLYBRASS über Diphtheriebacillenträger in London hervor. Demgegenüber fanden SALECK, sowie HAIDVOGL und WILTSCHKE eine gewisse Parallelität der Jahreszeitenschwankung des Bacillenträgertums mit der Diphtheriemorbidität. Alles in allem geht es aber nicht an, den Wintergipfel der Diphtherie durch Änderungen der Exposition befriedigend zu erklären.

Für Infektionskrankheiten mit ausgesprochener und nicht durch Änderungen der Übertragungsmöglichkeiten erklärbarer Jahreszeitenwelle muss der Saisonfaktor also irgendwie in das Kräfteverhältnis Erreger-Mensch direkt eingreifend gedacht werden, und gerade in dieser Hinsicht sind diese Infektionskrankheiten für das ganze Problem des Saisoneinflusses auf den Menschen von manchem Interesse. Denn bei ihnen kennen wir den einen Faktor für ihr Zustandekommen, die Infektion. Rein theoretisch kommen, wie bereits SELIGMANN klar auseinandergesetzt hat, entweder jahreszeitliche *Schwankungen der Erregervirulenz* in Betracht, wobei „Virulenz" im weitesten Sinne gleich „Angriffsfähigkeit" aufzufassen wäre, oder aber jahreszeitliche Schwankungen der Widerstandsfähigkeit des Menschen, *Dispositionsschwankungen* also, wobei letztere dann wohl höchstwahrscheinlich wieder auf dem Umwege über das vegetative Nervensystem zustande kommen würden. Ein Entscheid darüber, welche der beiden Möglichkeiten realisiert wird, erscheint zunächst sehr schwierig. Allerdings muss gesagt werden, dass bis heute für jahreszeitliche Schwankung der Virulenz von Bakterien nicht das mindeste an Beweisen vorliegt. Die seinerzeit von RUHEMANN (1898) vertretene Ansicht „nicht der Mensch, sondern die die Krankheit bedingenden Bakterien unterliegen den Witterungs-, besonders den Besonnungseinflüssen und sind deshalb verschieden gefährlich" — diese Ansicht hat bis heute keine Stütze erfahren. Auch GUNDEL, der in neuester Zeit die Frage der Diphtherie-Jahreszeitenschwankung diskutiert hat, nimmt Virulenzschwankungen nur sehr bedingt an. Die Beobachtung SELIGMANNs, dass zwar Morbidität und Mortalität an Diphtherie, nicht aber die Letalität eine sommerliche Senkung erfährt, spricht eher gegen die Annahme einer Virulenzschwankung, denn es wäre merkwürdig, wenn eine geringere Virulenz im Sommer gleichschwere Diphtherien hervorriefe. LEWINTHAL, der die Fragen vom Standpunkte des Bakteriologen diskutiert, betont die Wichtigkeit der Dispositionsschwankung zur Erklärung der wechselnden Häufigkeit von Infektionskrankheiten, wenn auch seine generelle Ablehnung eines Vorkommens von Virulenzschwankungen wohl zu weit geht.

Für die Annahme von Dispositionsschwankungen sprechen hingegen einige Gründe, soweit Analogieschlüsse überhaupt berechtigt sind. Wie erwähnt, müssen *die nicht-infektiösen Erkrankungen mit Winter-Frühjahrsgipfel unter allen Umständen auf innere Änderungen im Körpergeschehen zurückgeführt* werden. Damit liegt *die Annahme ähnlicher Vorgänge für die Disposition zu Infektionen schon sehr nahe*, zumal wir wissen, dass sogar die Bildung spezifischer Immunkörper unter Regulation des Nervensystems steht. (BOGENDÖRFER). Ein Frühjahrsgipfel findet sich, wie erwähnt, auch bei chronischen Infektionen. Dabei ist zu erinnern, dass im Frühjahr auch die Tuberkulinempfindlichkeit des Körpers ansteigt. Nun ist aber gerade bei Tuberkulose kaum denkbar, dass im Körperinnern seit langem angesiedelte Erreger, welche doch weitgehend äusseren Einwirkungen und damit auch klimatischen Einflüssen entzogen sind, jahreszeitliche Schwankungen ihrer eigenen Lebenstätigkeit aufweisen.

Für *Dispositionsschwankungen des Körpers* spricht dann auch die Erfahrung bei einer Infektionskrankheit, über deren Infektionstermine und epidemiologische Verhältnisse wir bis ins kleinste unterrichtet sind, nämlich bei der *Malaria*. Bereits KISSKALT war es in Kriegsgefangenenlagern malariafreier Gegenden aufgefallen, dass Gefangene aus Malariagebieten im Frühjahr typische Anfälle bekamen, wogegen Gefangene aus malariafreien Gebieten nicht erkrankten. Die Malaria tertiana zeigt, wie dann vor allem MARTINI studiert hat, einen gesetzmäßigen Frühjahrsgipfel, „ehe in ihrem kühleren Verbreitungsgebiet die für die Übertragung notwendigen Temperaturverhältnisse gegeben sind. Sie kulminiert etwa um dieselbe Zeit in Dänemark, in Schweden und in Italien. Sie bricht im Mai und Juni gelegentlich bei Truppen aus, die um diese Zeit gar nicht im Malariagebiet sind, wohl aber im Herbst vorher dort waren" (MARTINI). Wir begegnen hier also in noch eklatanterer Weise wie bei der Tuberkulose dem interessanten Fall, dass „die Anwesenheit eines potentiell pathogenen Parasiten im Körper noch nicht gleichbedeutend mit Krankheit ist"; die Erkrankung erfolgt erst, nachdem ein Weiteres, eine „Provokation" durch das Frühjahr zur bestehenden Infektion noch hinzukommt. MARTINI spricht von diesen Krankheitshäufungen als von „*Provokationsepidemien*".

Auch einer Beobachtung LEDERERs wäre hier zu gedenken, wonach die gewöhnlich als „Grippe" bezeichneten banalen „Erkältungskatarrhe der oberen Luftwege" für die Umgebung sich im Frühjahr als sehr infektiös erweisen, während im Sommer eine intrafamiliäre Weitergabe der Infektion ungleich viel seltener ist. Es wäre die Feststellung an grösserem Klinikmaterial sehr interessant, ob gleiches für Diphtherie und Scharlach zutrifft, d. h. ob die intrafamiliären Übertragungen und die Heimkehrfälle in den Winter-Frühjahrsmonaten sich häufen, ob also mit anderen Worten der GOTTSTEINsche *Kontagionsindex* in jahreszeitlichen Schwankungen um den von GOTTSTEIN errechneten „Mittelwert" pendelt? Nach Untersuchungen von STALLYBRASS findet sich ein Gipfel von Scharlachheimkehrfällen in der Tat im Februar-März oder im Mai.

Alles in allem spricht somit vieles dafür, dass *die Disposition des Menschen zum Angehen von Infektionen im Frühling eine geänderte* ist, dass der Mensch in dieser Jahreszeit mit niedrigeren Reizschwellen seiner Umgebung gegenübersteht und dass sodann die „Grenze seiner Anpassungsfähigkeit" rascher überschritten wird als sonst, d. h. dass dann eben eine Infektion leichter als zu übrigen Zeiten angeht.

Nach Untersuchungen von W. LOEW weist übrigens der Komplementgehalt des Blutserums bei Menschen und Tieren, wie oben schon erwähnt, einen Tiefstand im Februar-März, ein Maximum dagegen im Sommer auf. Die Ermittlungen von HARRIES über das seltenere Vorkommen des positiven Schicktests (also der Diphtherieempfänglichkeit) im Frühjahr (44 $^0/_0$ gegen 73 $^0/_0$ der Untersuchten im Herbst) sind allerdings schwer mit diesen Vorstellungen in Einklang zu bringen, bedürfen aber noch der Nachprüfung an einem hinsichtlich Milieu und Altersaufbau *konstanten* Material.

Über den *Saisonfaktor, der diese wechselnde Disposition des Menschen veranlasst,* wissen wir freilich bis jetzt nichts Sicheres. Dass künstliche Abkühlung Tiere für Infektion empfänglicher macht, kennen wir zwar aus Untersuchungen von PASTEUR und STROUSE, der Schluss auf die menschlichen Lebensverhältnisse scheint aber nicht zwingend. STALLYBRASS erinnert an Untersuchungen über gesteigerte Infektionsempfänglichkeit bei Vitamin-B-arm ernährten Tieren (FINDLAY, WERKMANN, MACLEAN).

Die *Diphtherieerkrankung als Kältefolge,* — wenn auch im weitesten Sinne — aufzufassen, wie es SCHADE versucht hat, befriedigt nicht; es lassen sich, abgesehen vom völligen Fehlen einer Kongruenz der Saisonamplituden von Diphtheriemorbidität und Temperatur in verschiedenen Jahren, *Gründe* gegen diese Auffassung anführen, die *völlig unvereinbar mit dieser Annahme* sind (Vorkommen der Saisonschwankung in Gegenden gleichmäßig temperierter Jahreszeiten z. B. auf Formosa und in Britisch Guiana [s. S. 124]).

GOTSCHLICH und dessen Schüler GUNDEL glauben an eine *mittelbare Dispositionssteigerung für Diphtherie* durch die eine gleiche Saisonschwankung besitzenden *Erkältungskrankheiten der oberen Luftwege.* Diese Auffassung findet sich schon in der älteren Literatur vielfach vertreten, so bei HEUBNER, FEER, v. ROMBERG (siehe bei OCHSENIUS). GUNDEL stützt diese Auffassung damit, dass nach der Marinestatistik beide Erkrankungsgruppen — Diphtherie sowohl, wie Erkältungskatarrhe — an Bord nur etwa halb so häufig vorkommen wie an Land. Diese epidemiologisch äusserst interessante Beobachtung stellt aber nur einen Spezialfall einer viel allgemeineren Erscheinung dar, welche GLEITSMANN nachgewiesen hat, dass nämlich nahezu sämtliche Infektionskrankheiten, also auch zahlreiche, welche mit irgendwelchen Schleimhautdispositionen nichts zu tun haben, mit dem Auslaufen des Schiffes aus dem Hafen und während des Aufenthaltes auf hoher See seltener werden, ja Epidemien erlöschen; solches gilt für Cholera, Scharlach, Typhus, Ruhr, Genickstarre, Fleckfieber, Pocken. In unserem speziellen Falle ist es also sehr gut möglich, dass sowohl Diphtherie als auch akute Erkältungskatarrhe durch eine gemeinsame übergeordnete Ursache an Bord seltener werden, da hier besondere, vorerst völlig ungeklärte epidemiologische Verhältnisse vorzuliegen scheinen. Ausserdem zeigen *Jahre mit Diphtheriehäufungen keineswegs regelmäßig auch eine Häufung von Erkältungskatarrhen*, wie GUNDEL selbst zugibt und wie es nach obiger Annahme doch zu erwarten wäre. Im Vergleich beider Zahlenreihen aber die Jahre besonderer Diphtheriehäufung unberücksichtigt zu lassen, scheint nicht zulässig. Auch die Tatsache, dass klinisch in den Anamnesen Diphtheriekranker vorangegangene Erkältungskatarrhe keineswegs auffallend häufig angegeben werden, spricht gegen diese Annahme, denn wenn die gegenseitige Dispositionssteigerung statistisch vorliegen würde, müsste sie doch auch bei Einzelindividuen besonders häufig zu beobachten sein.

Vollends ungeklärt scheinen vorerst die Saisonschwankungen des *Scharlachs* (s. Abb. 34 und 53). Er weist in unseren Landstrichen, wie erwähnt, einen deutlichen Winter-Frühjahrsgipfel auf, wobei aber Ausnahmen, deren Studium besonders interessant wäre, vorzukommen scheinen. Dass eine deutliche Abhängigkeit von Witterungsfaktoren besteht, geht aus manchen Untersuchungen hervor. So fand GLEITSMANN, dass niederschlagsarme Jahre mit relativ niederer Lufttemperatur „die eigentlichen Scharlachjahre" seien und dass der Scharlach sich hier sehr ähnlich dem Typhus verhalte. Wenn BENDA feststellt, dass gute Kartoffeljahre gleichzeitig Scharlachjahre seien und die Scharlachepidemiologie mit der Kartoffelverbreitung und dem Kartoffelkonsum in kausale Verbindung bringt, so ist das doch wohl nur ein absurdes Beispiel dafür, dass die zeitliche Koincidenz zweier verschiedener Vorgänge nicht im Entferntesten etwas für ihren ursächlichen Zusammenhang beweist, sondern dass beide Vorgänge eben auch von einer gemeinsamen dritten Ursache, hier wohl von meteorischen Einflüssen abhängen. Die auch für den Scharlach mehrfach (z. B. von SCHADE) herangezogene Erkältungstheorie befriedigt aus ähnlichen Gründen, wie sie für die epidemiologisch sicher nahe verwandte Diphtherie eingehender auseinandergesetzt wurden, ebenfalls nicht. Dass auch beim Scharlach jahreszeitliche Dispositionsschwankungen eine Rolle spielen, ist sehr wahrscheinlich.

Die Frühjahrsgipfel der *epidemischen Genickstarre* können wir, ähnlich wie die oben genannten Sommergipfel der Poliomyelitis vorerst nur registrieren (vgl. Abb. 54). Bemerkenswert erscheint auch hier, dass selbst die epidemischen Wellen auf den beginnenden Frühling fallen.

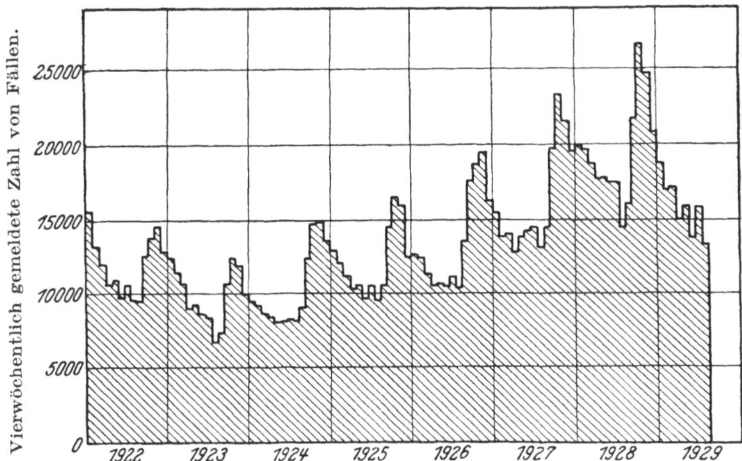

Abb. 53. Jahreszeitenwellen des Scharlachs in Europa nach den vierwöchentlich gemeldeten Erkrankungsfällen in Mittel- und Westeuropa (England, Deutschland und Polen) der Jahre 1922—1929. (Aus Epidemiolog. Monatsber. d. Hygienesektion d. Völkerbundes Nr. 128.)

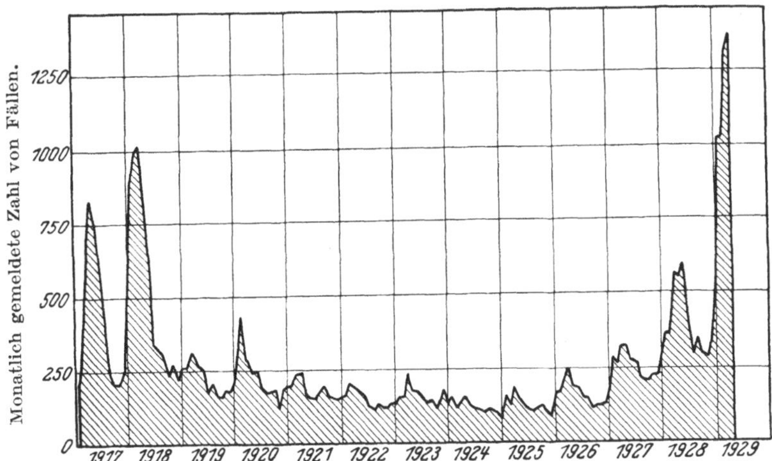

Abb. 54. Jahreszeitenwellen und epidemische Wellen der Cerebrospinalmeningitis in den Vereinigten Staaten nach den monatlich gemeldeten Erkrankungsfällen der Jahre 1917—1929. (Aus Epidemiol. Monatsber. d. Hygienesektion d. Völkerbundes Nr. 125.)

Versuchen wir uns *zusammenfassend* ein Bild von der so ausserordentlich verschiedenartigen Genese einer *Saisonschwankung von Krankheiten* zu machen, so scheint zunächst eine Trennung nicht-infektiöser und infektiöser Krankheiten zweckmäßig.

Nichtinfektiöse Krankheiten können jahreszeitliche Schwankungen nur erfahren:

1. Durch *direkte klimatische Beeinflussung der Lebensprozesse im Menschen*, also Beeinflussung von Stoffwechselvorgängen, nervös-endokrin bedingten Reaktionslagen. Beispiele bieten u. a.: Rachitis, Spasmophilie, Chorea minor, Basedowsche Krankheit.

2. Durch *jahreszeitlich verschiedene Lebensweise*, namentlich verschiedene Ernährung (Vitaminzufuhr). Beispiele: Hungerosteopathie. Hungerödem, Hemeralopie, Xerophthalmie und Keratomalacie, Schwankungen des Geburtsgewichtes u. a.

Erheblich variabler sind indes die Möglichkeiten, wie es zur *Saisonschwankung von Infektionskrankheiten* kommen kann. Da diese Verhältnisse epidemiologisch von grösstem Interesse sind seien sie in nachfolgender Tabelle 14 zusammengestellt.

Tabelle 14. Der Saisongipfel von Infektionskrankheiten kann entstehen durch:

Einwirkung auf die Umwelt, nämlich			Einwirkung auf den menschlichen Organismus
wechselndes Vorkommen des Erregers bzw. wechselnde Entwicklungsfähigkeit desselben	wechselnde Übertragungsmöglichkeiten		
	infolge wechselnder Gegenwart zur Ansteckung nötiger Zwischenwirte	infolge wechselnder Lebensweise des Menschen	Wechselnde Krankheitsdisposition des Menschen
Malariaplasmodien Gelbfiebererreger Filarien	Anopheles für *Malaria* Pestfloh für *Pest* Phlebotomen für *Orientbeule* und *Papataccifieber* Stegomien für *Denquefieber* Fliegen für *Ruhr*	Cholera (Mekkapilger) Fleckfieber Masern Pocken Varizellen Tularämie	Diphtherie Scharlach Cerebrospinalmeningitis (?) Poliomyelitis (?) Tuberkulosemanifestationen „Erkältungskatarrhe" und Pneumonien Sommerl. Brechdurchfall der Säuglinge Malaria („Provokationsepidemien")

3. Zur Pathogeographie des Saisongipfels.

Die im Vorstehenden sich vielfach zeigende Unsicherheit in der
Ermittlung wirksamer meteorischer Faktoren für die Klarstellung einer
Saisonschwankung von Krankheiten führte Verfasser zu der Frage, wie
wir eine Vertiefung unserer Kenntnisse hier erreichen könnten. Eine gute
Möglichkeit hierzu schien auf *pathogeographischem Wege*, nämlich in
der *meteorologischen Analyse der geographischen Verteilung des Saisongipfels von Krankheiten*, wie Verfasser bereits andernorts mitgeteilt hat.

Als Quellen für solche Untersuchungen kommen neben manchen verstreuten
Bemerkungen in der Literatur vor allem die epidemiologischen Monatsberichte
der Hygienesektion des Völkerbundes in Betracht, in denen ein grosses sta-
tistisches Material für solche Untersuchungen zur Verfügung steht.

Es gilt also, den Wechsel des Jahreszeitengipfels über den Erdball
zu verfolgen.

Legt man sich für die einzelnen Krankheiten Erdkarten an, so kommt
man zunächst zu einigen, schon auf Grund unserer Vorstellungen von
den Jahreszeiten im voraus zu erwartenden Regeln:

1. Die für Europa festgestellten Rhythmen gelten, soweit es sich
um echte Saisonkrankheiten handelt, im allgemeinen für die gesamte
Zone etwa nördlich des Wendekreises des Krebses (nördl. Wendekreis). —
„Nordzone der Saisonkrankheiten".

2. Etwa südlich des Wendekreises des Steinbockes (südl. Wendekreis)
findet sich eine genaue Umkehrung des europäischen Krankheits-
rhythmus, entsprechend der bestehenden Jahreszeitenumkehr auf der
Südhalbkugel. — *„Südzone der Saisonkrankheiten"*.

3. In der äquatorialen Zone zwischen beiden Wendekreisen häufen
sich in auffallender Weise jene Landstriche, für welche nichts oder
nichts sicheres von einem Rhythmus bei einer Reihe von Krankheiten
festzustellen ist. — *„Indifferente Äquatorialzone der Saisonkrankheiten"*.

Von besonderem Interesse sind nun aber gerade die pathogeo-
graphischen *„Ausnahmen" von dem nach der klimatologischen Zone
erwarteten Saisongipfel*, denn hier dürfte am ehesten ein Ergebnis von
genauer meteorologischer Analyse zu erhoffen sein.

Einige bei diesen Untersuchungen auffallende Beispiele solcher Ausnahmen seien hier zusammengestellt.

Für *Pneumoniesterblichkeit* lässt sich kaum eine Stadt ohne einen
Rhythmus finden. Die Nordzone hat fast generell einen Februar-April-
gipfel. Aber bereits Kalkutta (etwa am nördl. Wendekreis), sowie
Bahia (12° südl. Breite) haben den Gegenrhythmus der Südzone, d. h.
einen August-Oktobergipfel. Gleiches gilt für die unter dem Äquator
liegenden Südseeinseln (Sumatra, Java). *Eine „indifferente Äquatorialzone" scheint im Gegensatz zu vielen anderen Saisonkrankheiten also für
Pneumonie nicht nachweisbar.*

Der für die Nordzone weitgehend charakteristische Sommergipfel *typhöser Erkrankungen* (vgl. Abb. 55) fehlt auf *Korea* vollkommen. Er scheint ausserdem in manchen Städten in einen Herbstgipfel (Danzig, Odessa) oder Frühjahrsgipfel (Petersburg) sich zu wandeln, so dass gerade für den Typhus Länderkarten sehr interessant wären. — Australien zeigt in allen seinen Landstrichen (in Umkehrung zur Nordzone) einen ausgesprochenen November-Februargipfel des Typhus. Das benachbarte und statistisch sehr zuverlässige *Neuseeland* hat in seiner europäischen Bevölkerung keine Spur eines deutlichen Rhythmus von Typhus, während Tasmanien ihn wieder in charakteristischer Weise besitzt.

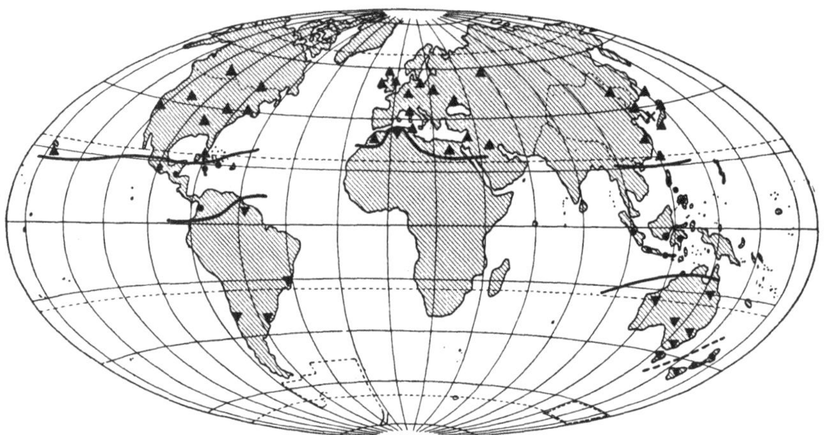

Abb. 55. Verteilung des Saisongipfels typhöser Erkrankungen über die Erde. (Deutliche pathogeographische Zonen.)

Die *Diphtherie* (vgl. Abb. 56) besitzt in der Nordzone einen typischen Wintergipfel, den man immer wieder als Folge von Kältewirkung angesprochen hat (vgl. oben). *Formosa* zeigt diesen Gipfel in gleicher Ausprägung. Winter und Sommer unterscheiden sich auf dieser Insel aber nur minimal hinsichtlich ihres Temperaturmittels. Diese Feststellung allein bildet eine Widerlegung der einfachen Erkältungsvorstellung für den Diphtheriegipfel. In ganz gleichem Sinne äussert sich STALLYBRASS, der für *Britisch-Guiana* mit ebenfalls äusserst gleichmäßigem Klima einen Herbstgipfel der Diphtherie fand. Während die Diphtherie bereits in Mexiko und auf Hawai keinen Jahreszeitenrhythmus mehr zeigt und diese Gegenden damit in typischer Weise der „indifferenten Äquatorialzone" angehören, besitzt das auf gleichem Breitengrade liegende Kuba und das noch äquatornähere Panamagebiet einen Oktober-Januargipfel in typischer Weise. Nicht uninteressant ist die Mitteilung von G. E. HARMON und R. G. PERKINS, dass in den Südstaaten der

Union der Diphtheriewintergipfel und auch der von Scharlach gesetzmäßig 1—3 Monate vor dem des Nordens einsetzt. Allerdings macht
der Befund, dass für Masern gleiches zutreffe, etwas skeptisch.

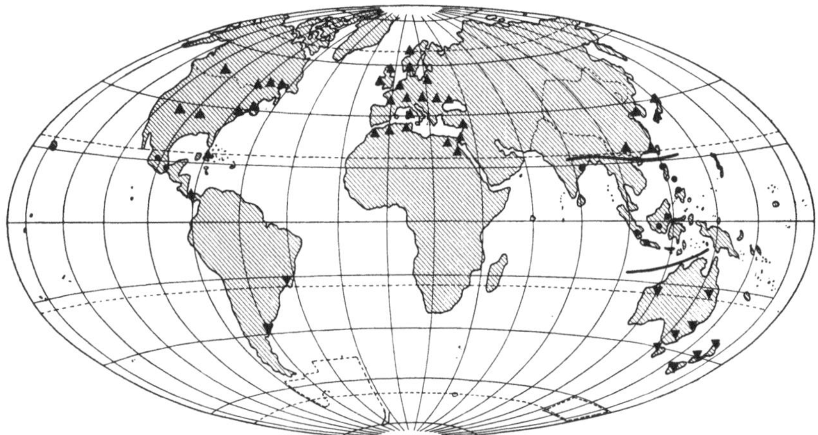

Abb. 56. Verteilung des Saisongipfels von Diphtherieerkrankungen über die Erde. (Deutliche
pathogeographische Zonen.)

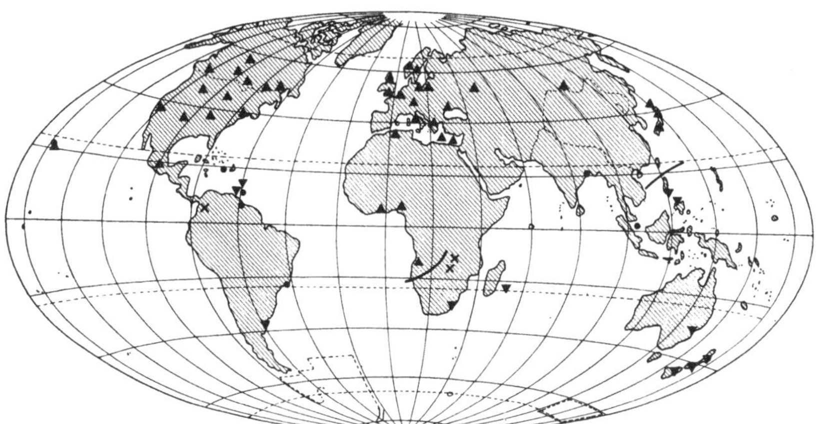

Abb. 57. Verteilung des Saisongipfels der Grippeerkrankungen über die Erde.

Für den *Scharlach* macht die Anlage von Erdkarten der Saisonschwankung wegen der rassenmäßig ausserordentlich verschiedenen
Scharlachempfänglichkeit Schwierigkeiten, hier müssten erst medizin-
geographische Karten des Scharlachvorkommens aufgestellt werden.
Eine ganze Reihe von Besonderheiten weist die Pathogeographie
der *Grippe* auf, wie aus Abb. 57 ersichtlich. Jedoch mag hier der Ein-

wand erfolgen, dass es sich um eine nicht allerorts scharf umschriebene Krankheit handeln könnte bzw. dass unter der Diagnose „Grippe" da und dort verschiedene Krankheiten gehen. Aus diesem Grunde wird man hier besonders vorsichtig sein müssen.

Die Aufzählung der „Ausnahmen" einiger Saisonkrankheiten von der geographisch-klimatologischen Erwartung erstrebt keine Vollständigkeit. Dazu bedarf es noch weiterer Sammelforschung. Diese Ausnahmen schienen mir nur geeignet, die Fragestellung zu illustrieren. Jedenfalls scheint sich hier ein Weg zu zeigen, der bei enger Zusammenarbeit von Medizin und Fachmeteorologie dem Ziele näher führen dürfte. *Es wird Aufgabe der Medizin sein, solche und ähnliche „Ausnahmen von der Erwartung" aufzusuchen und auf sie hinzuweisen, um damit dem Meteorologen klare Problemstellungen für seine Analyse zu liefern.*

Manche besondere *Aufschlüsse würde die Meteoropathologie* vor allem *von der Tropenmedizin zu erwarten* haben. Doch sind die Verhältnisse hier vielfach noch zu wenig untersucht und geklärt; man denke an PETTENKOFERs Monsumcholera u. a. Beobachtungen. Gerade die Ausarbeitung pathogeographischer und geomedizinischer Karten befindet sich noch vollkommen in Anfängen (vgl. die programmatische Arbeit von ZEISS, Münch. med. Wschr. 1931), obwohl von dieser Methode vielfache Anregungen ausgehen würden.

Literatur.

ABELS, HANS: Über die Wichtigkeit der Vitamine für die Entwicklung des menschlichen fötalen und mütterlichen Organismus. Klin. Wschr. **1922 II**, 1785. — ADLER, L.: Schilddrüse und Wärmeregulation. Arch. f. exper. Path. **86**, 159 (1920). — ALBINGER: Zur Frage des Frühjahrsgipfels der Meningitis tuberculosa im Kindesalter. Brauers Beitr. z. Tuberkulose **51**, 223 (1922). — ALTSCHUL, TH.: Über die Abhängigkeit der Krankheiten von der Witterung. Kontagiosität-Witterung? Arch. f. Hyg. **12**, 99 (1891). — AMMANN, R.: Untersuchungen über die Veränderung in der Häufigkeit epileptischer Anfälle und deren Ursachen. Z. Neur. **24**, 617 (1914). — ARNFINSEN: Kutane Tuberculin-untersokelser paar skolebarn i Trondhjem. Norsk. Mag. f. Laeger, 1919, Nr 5.

BAAR, H.: Beitrag zur Kenntnis der Beziehungen zwischen Tetanie und Wasserhaushalt. Z. Kinderhlk. **46**, 502 (1928). — BAAR, V.: Ein Beitrag zur Diagnose der Konstitution. Med. Klin. **1914**, 504. — BAKWIN H. a. R. M.: Seasonal variation in the calcium content of infants serum. Amer. J. Dis. Childr. **34**, 994 (1927). — BARTEL, J.: Die Bedeutung meteorologischer Einflüsse in der Humanpathologie. Zugleich ein Beitrag zur Konstitutionsfrage. Wien. med. Wschr. **1925**, 966 und 2274. — BAUER, JULIUS: Die konstitutionelle Disposition zu inneren Krankheiten. Berlin: Julius Springer **1927**, 63. — BEHRENDT, H.: Der heutige Stand des Wissens von der Tetanie. Dtsch. med. Wschr. **1926 I**, 411. — BEHRENS, R.: Einfluss der Witterung auf Diphtherie, Scharlach, Masern und Typhus. Arch. f. Hyg. **40**, 1 (1901). — BEIN: Schmidts Jahrbücher **260**, 180. — BENDA, TH.: Die Witterung in ihren Beziehungen zu Scharlach und Diphtherie. Arch. Kinderhlk. **65**, 161 (1916). Eine Parallele zwischen Scharlach und Kartoffel in geschichtlicher und statistischer Beziehung. Fortsch. Med. **1928 II**, 865 und 889. — BERGER: Die Bedeutung des Wetters für ansteckende Krankheiten. Ther. Mh. **12**, 139 und 201 (1898). — BERLINER, B.: Der Einfluss von Klima, Wetter und Jahreszeit auf das Nerven- und Seelenleben. Wiesbaden, 1914. — BETTMANN: Über jahreszeitliche Schwankungen von Hautkrankheiten. Münch. med. Wschr. **1920 I**, 656. Über die klinische Verwertung der Capillarmikroskopie an der Lippenschleimhaut. Klin. Wschr. **1930 II**, 2089. Zur atmosphärischen Beeinflussung der Hautgefässe (Capillarmikroskopische Befunde). Münch. med. Wschr. **1930 II**, 2003. — BLUMENFELD, F.: Zus Methodik der Untersuchung des Zusammenhanges zwischen Wetter und Krankheit. Balneolog. Studien u. ärztl. Erfahrungen aus Wiesbaden. Wiesbaden 1909. Wetter und Erkrankungen der oberen Luftwege. Z. Laryng. usw. **19**, 185 (1930). — BOHN: Die Croupepidemie 1856/57 zu Königsberg i. Pr. Inaug.-Diss. Königsberg 1857. — BREZINA, E. und WILH. SCHMIDT: Über Beziehungen zwischen der Witterung und dem Befinden des Menschen, auf Grund statistischer Erhebungen dargestellt. Sitzgber. Akad. Wiss. Wien, Math.-naturwiss. Kl. **123**, Abtg. III, 209, Wien 1914. Beziehungen zwischen Witterung und Befinden des Menschen. Arch. f. Hyg. **90** (1921). — BROWNLEE, J. and M. YOUNG: Proc. Roy. Soc. med. Sect. Epid. **15**, 55 (1922). — BRUNNER, H.: Gezeitenamplitude und epileptischer Anfall. Dtsch. Arch. klin. Med. **120**, 206 (1916). — BRÜHL und JAHR: Diphtherie und Croup im Königreich Preussen. Berlin 1889. — BÜRGER: Über das Verhältnis der Schlaganfälle zu Luftdruck und Windrichtung. Württb. Korr.-Blatt 1882. — BURCKHARDT, J. L.: Über den Zusammenhang von Asthma und Witterung. Schweiz. med. Wschr. **1930**, 149.

Chura Alojz, J.: Die Diphtherie in Bratislava (Pressburg) seit Beginn des XIX. Jahrhunderts. (Epidemiologische Studie.) Jb. Kinderhlk. **130**, 79 (1930). — Cohn, P.: Nietzsches Leiden. Dtsch. med. Presse **1910**, Nr 19. — Conrad, V. und W. Hausmann: Gesichtspunkte der medizinischen Klimatologie mit besonderer Berücksichtigung der medizinisch-klimatischen Aktionen der österreichischen Sanitätsverwaltung. Wien. med. Wschr. **1930 II**, Nr 41—44.

Dannhauser: Bestehen Zusammenhänge zwischen dem Auftreten epileptischer Anfälle und gewissen meteorologischen Faktoren? Z. Neur. **96**, 363 (1925). — Demant, Moritz: Jahreszeiten und Infektionskrankheiten. Kinderärztl. Praxis, Jg. 2, 221 (1931). — Dessauer, F.: Zehn Jahre Forschung auf dem physikalisch-medizinischen Grenzgebiet. Leipzig 1931. — Dublin: One year of common colds and associated infections. Stat. Bull. Metrop. Life Insur. Co., **1923**, Nov.-Heft. — Dubs: Appendicitis, Jahreszeit und Witterung. Schweiz. med. Wschr. **1920**, 441. — Dugge, Max: Erhöhter elektrischer Körperwiderstand ein Zeichen für Vagotonie bei Barometersturz oder Föhn. Schweiz. med. Wschr. **1928**, 614. Über die Beziehungen des elektrischen Gleichstromwiderstandes des menschlichen Körpers zur Witterung. Pflügers Arch. **218**, 291 (1927).

Emmerich, J.: Abhandlung über die häutige Bräune. Neustadt a. H. 1854. — Ernst: Jahreszeiten und Tuberkulose. Med. Klin. **1929**, 1820. — Escherich: Die Tetanie der Kinder, Wien 1909.

Farkas, M.: Weitere Beiträge zum Wetterfühlen. Z. Baln. **5**, 603. — Feige, W. und R. Freund: Die Beziehungen zwischen Rheumatismus und meteorologischem Geschehen. Strahlenther. **39**, 131 (1931). — Feige, R. und O. Moese: Medizin, Klima und Wetter. Ostdtsch. Naturwart Breslau **1925**, H. 7. — Flach, Emil: Entwurf einer Wetter- und Klimadarstellung für Heilstätten und Kurorte. Strahlenther. **40**, 672 (1931). Atmosphärische Bewegungen im Zusammenhang mit Krankheitserscheinungen. Erscheint Klin. Wschr. **1931**. — Frank, Hilde: Abhängigkeit des Längenwachstums der Säuglinge von den Jahreszeiten. Arch. Kinderkeilk. **75**, 1 (1924). — Frankenhäuser: Über die Wirkung der Zyklone auf das Allgemeinbefinden. Z. physik. u. diät. Ther. **16**, 717 (1912). — v. Frankl-Hochwart: zitiert nach Stepp-György, Avitaminosen. — Freund, H.: zitiert nach Moro. Münch. med. Wschr. **1920**. — Freund, R.: Rheumatismus und Wetter. Z. Bäderkde **1927**, H. 5. — Freund, W.: Rheumatismus und Wetter. Veröff. d. balneol. Ges. in Berlin. Berlin 1928. Rheumatismus und Wetter. Und Feige: Meteorologische Erläuterungen zu obigem Thema. Verh. d. schles. Bädertages Breslau 1926. — Fritsche, E.: Witterung, Thrombose und Lungenembolie. Schweiz. med. Wschr. **1930**, 889.

Gabrilowitsch: Über Luftdruckänderungen und Lungenblutungen. Z. f. Tbkl. **9**, H. 3 (1900). — Gafafer, William: Upper respiratory disease (common cold) and the weather. Baltimore 1928—1930. Amer. J. Hyg. **13**, 771 (1931.) Geigel, Richard: Wetter und Klima, ihr Einfluss auf den gesunden und kranken Menschen. München: J. F. Bergmann 1924. — Gerhardt, Carl: Der Kehlkopfcroup, Tübingen 1859. — Gibson, Cr.: zitiert nach Stallybrass. — Gleitsmann: Über Ruhrentstehung. Ein epidemiologischer Beitrag zum Ruhrproblem. Pettenkofergedenkschr. 4, München 1925. — Gleitsmann, H.: Über Scharlachentstehung und Verbreitung. Mschr. Kinderheilk. **34**, 443 (1927.) Die Seuchen im Seeverkehr. München 1928. Wetter und Krankheit nach Beobachtungen im Marinekorps in Flandern in den Kriegsjahren 1914—1917. Veröff. Mar.San.wes. H. 18 (1929). — Goldberg, B.: Der Einfluss des Witterungsganges auf vorherrschende Krankheiten und Todesursachen. Ergänz.-Hefte z. Zbl. allg. Gesdh.pfl. **2** u. **3** (1890). — Goldflam, S.: Beitrag zur Symptomatologie und Ätiologie der spontanen subarachnoidealen Blutungen. Dtsch. Z. Nervenheilk. **76**,

158 (1926). — Görlitz, W.: Zur Kenntnis der Erythema nodosum. Münch. med. Wschr. 1897, 46. — Gotschlich: Diphtherie. Handb. d. Hyg. von Rubner, v. Gruber u. M. Ficker 3, 2. Abtg., 293 (1913). — Grassheim und Lukas: Über den Phosphorgehalt des Serums bei Nierenkrankheiten. Z. klin. Med. 107, 172 (1928). — Guggenheim, R.: Über den Wintergipfel der Säuglingssterblichkeit. Klin. Wschr. 1923 II, 2290. — Gundel, M.: Über das jahreszeitliche Verhalten der Diphtherie im Zusammenhang mit den Erkältungskrankheiten. Epidemiologische Untersuchungen. Z. Hyg. 109, 295 (1929). — György in Stepp-György: Avitaminosen und verwandte Krankheitszustände. Berlin: Julius Springer 1927.

Habs, Horst: Tierseuchen und menschliche Epidemien. Klin. Wschr. 1931 II, 545. — Hagen zitiert nach Bettmann. — Haidvogl und Wiltschke: Diphtherieuntersuchungen an Kindern. Über Bazillenträger Mschr. Kinderheilk. 29, 531 (1925). — Halbey: Einflüsse meteorologischer Erscheinungen auf epileptische Kranke. Allg. Z. Psychiatr. 67, 252 (1910). — Hamburger, F.: Jahreszeitliche Schwankungen der Tuberkulinempfindlichkeit. Münch. med. Wschr. 1920, 398. — Hammerschlag: Die Eklampsie in Ostpreussen. Mschr. Geburtsh. 20, 475 (1904). — Hanse: Zur Klinik der Apoplexie. Dtsch. med. Wschr. 1925, 983. — Hansen, K. und Michelfelder: Ergebnis der spezifischen desensibilisierenden Behandlung bei Heufieber im Jahre 1929. Dtsch. med. Wschr. 1930, H. 5. — Harman, G. E. and R. G. Perkins: A comparison of the seasonal prevalence of diphtheria, measles and scarlet fever in different latitudes. J. prevent. Med. 1, 327 (1927). — Harries, E. H. R.: Immunity in the making: Observations based upon some records of Schick and Dick tests. Proc. roy. Soc. Med. 21 (1927). — Hartwich: Statistische Mitteilungen über Miliartuberkulose. Virchows Arch. 237, 196 (1922). — Hausmann, W.: Über einige Fragen der medizinischen Lehre vom Licht. Klin. Wschr. 1930 II, 1801. — Hausmann, W. und H. Haxthausen: Die Lichterkrankungen der Haut. Berlin-Wien 1929. — Heerup: Die Beziehungen der Jahreszeiten zur Tuberkulose. Brauers Beitr. Klin. Tbk. 68, 739 (1928). — Hegler, C.: Das Erythema nodosum. Erg. inn. Med. 12, 620 (1913). — Hellmuth, Karl und Wnorowski: Variationsstatistischer Beitrag zur Frage des Einflusses der Jahreszeit auf das Körpergewicht des Neugeborenen. Zugleich ein Hinweis auf die Bedeutung der Variationsstatistik bei der kritischen Bewertung von Sammelstatistiken in der Medizin. Klin. Wschr. 1923 I, 75. — Hellpach, Willy: Die geopsychischen Erscheinungen. Leipzig. — Helly: Föhnwirkungen und Pathologie. Schweiz. med. Wschr. 1920, 108. — Herbst: Spitalsangina. Ihre Ursachen und die Möglichkeiten ihr zu begegnen. Hausangina und Wetter. Passow-Schaefers Beitr. 28, 1. — Herrmann, Charles: The cause and prevention of the communicable diseases of childhood. N. Y. State J. Med. 1924, H. Febr. — Hess, A. F. and Lundagen: A seasonal tide of blood phosphate in infants. J. amer. med. Assoc. 79, 2210 (1922). — v. Heuss: Kaltfront und Krankheitsforschung. Med. Welt 1929, 767. Eklampsie und Kälteeinbrüche in den Jahren 1908—1922. Z. Geburtsh. 91, 323 (1927). — Hildebrand: zitiert nach Sticker. — Holt, L. E:. Observations on three hundert cases of acute meningitis in infants and young children. Amer. J. Dis. Childr. 1, 26 (1911). — Hoënhorst: Eklampsie und Wetter. Zbl. Gynäk. 48, 113 (1914). — Hopmann, R.: Die jahreszeitlichen Schwankungen der Krankheiten. Münch. med. Wschr. 1928, 2043. — Hutter, Karl: Jahreszeitliche Schwankungen bei Magen- und Zwölffingerdarmgeschwür. Arch. klin. Chir. 151, 651 (1928). Frühjahrsgipfel beim Pylorospasmus bei Säuglingen. Grenzgeb. inn. Med. u. Chir. 41, H. 1. — Hunt, Red: Bull. 69. Hyg. Lab. U. S. P. H. 1910.

Israel, Hans: Untersuchungen über schwere Ionen in der Atmosphäre (I. u. II. Mitteilg.). Gerlands Beitr. z. Geophysik. 23, 144 (1929) u. 26, 283 (1930).

Jaenisch und Haug: Der Blutdruck der Hypertoniker bei Luftdruckverminderung. Münch. med. Wschr. 1929, 1670. — Jakobi: Diphtherie. Gerhardts

Handb. 2, 700 (1877). — Jakobs: Eklampsie und Wetter. Z. Geburtsh. 92, 241 (1927). — Jakoby: Zur Frage der mechanischen Wirkungen der Luftdruckerniedrigungen auf den Organismus. Dtsch. med. Wschr. 1907, 17. — Janssen, Th.: Inwieweit ist das Auftreten von Lungenblutungen durch Witterungseinflüsse beeinflusst? Brauers Beitr. Klin. Tbk. 8. — Jaquet zitiert nach Bettmann. — Jenny, Ed.: Wetter und Tod. Schweiz. med. Wschr. 1931 I, 23. — Jessen: Witterung und Krankheit. Z. Hyg. 21, 287 (1896). — Joltrain zitiert nach Bettmann.

Kämmerer, Hugo: Allergische Diathese und allergische Erkrankungen. München: J. F. Bergmann 1926. — Karczag, L.: Über die künstliche Beeinflussung der Allergie bei Tuberkulose. Brauers Beitr. Klin. Tbk. 41, 1. — Kauffmann, Fr.: Über die Häufigkeit einzelner wichtiger Klagen und anamnestischer Angaben bei Kranken mit arterieller Hypertension. Münch. med. Wschr. 1924, 1230. — Kestner, O.: Die physiologischen Wirkungen des Klimas. Bethe-Bergmann-Emden, Handb. d. norm. u. pathol. Physiol. B. 17, Korrelationen III. — Die Ursache der Schwüle. Klin. Wschr. 1923 II, 1874. — Killian, H.: Tödliche Lungenemboliefälle der Freiburger chirurgischen Klinik. Klin. Wschr. 1930, 730. — Kisch, H. E.: Über Mors subita der Herzkranken. Münch. med. Wschr. 1908, 721. — Kirsch, O.: Der Wintergipfel der Atmungsorganerkrankungen. Bemerkung zu Lederer. Z. Kinderheilk. 48, 298 (1929). Bemerkungen zum Aufsatz von Lederer in Nr 8. Wien. klin. Wschr. 1928, Nr 19 u. 29. — Kliewe und Hofmann: Diphtheriebazillenbefunde in den oberen Atmungswegen bei Säuglingen und Kleinkindern ohne klinische Erscheinungen von Diphtherie. Mschr. Kinderheilk. 35, 318 (1927). — Koch, H.: Erythema nodosum. Die extrapulmon. Tuberkulose (Beihefte zur Med. Klin.) 1, H. 7 (1926). Entstehungsbedingungen der Meningitis tuberculosa. Z. Kinderheilk. 5, 355 (1912) u. 6, 263 (1913). — Kolisko, A.: Plötzlicher Tod aus natürlicher Ursache. Handb. d. ärztl. Sachverständigentätigk. v. Dietrich, 2 (1913). — Kollmann, A.: Untersuchungen über Diphtheriebazillenträger. Arch. Kinderheilk. 86, 185 (1929). — Krocius, Ali: Übersicht über zirka 1000 Fälle von Appendicitis, operiert in der Chirurgischen Univ.-Klinik zu Helsingfors in den Jahren 1901—1908. Arch. klin. Chir. 95, 759 (1911). — Krypiakievitz: Über die Wirkung der atmosphärischen Luftdruckerniedrigung auf Geisteskranke. Jb Psychiatr. 11 (1892).

Lach: Einfluss der Witterung auf Nerven- und geistige Erkrankungen. Schmidts Jb. 241, 191. — Lade, O.: Die Säkularkurve der Diphtherie und die Brücknerschen Klimaperioden. Arch. Kinderheilk. 71, 30 (1922). — Lansel: Über Lungenblutungen im Hochgebirge. Versuch einer ätiologischen Klassifikation der tuberkulösen Hämoptoe. Brauers Beitr. Klin. Tbk. 66, 784 (1927). — Lavinder zitiert nach Shimazono. — Lederer, Richard: Der Wintergipfel der Atmungserkrankungen. I. Mitteilg. Infektion und Immunität. Z. Kinderheilk. 46, 723 (1928). Der Wintergipfel der Atmungserkrankungen. II. Mitteilg. Jahreszeit und Klima. Z. Kinderheilk. 46, 735 (1928). Der Wintergipfel der Atmungserkrankungen. Grundlagen der Bekämpfung. Wien. klin. Wschr. 1928, 257. — Lehmann und Pedersen: Das Wetter und unsere Arbeit. Slg. Abh. psychol. Paedagog. 2, H. 2 (1907). — Levin, Nils: Erythema nodosum in statistischer Beleuchtung. Brauers Beitr. Klin. Tbk. 72, 641 (1929). — Lewinthal, W.: Der Varibilitätsbegriff in der Bakteriologie, seine Bedeutung für Spezifitätslehre und Epidemiologie. Klin. Wschr. 1928, 145. — Linke, F.: Die „Luftkörperanschauung". Z. physik. Ther. 37, 217 (1929). — Linzenmeier: Wetter und Eklampsie. Vortr. Sitz. der Gyn. Gesellschaft Kiel 1921, ref. Med. Klin. 1921, 364. — Loeschner: Über den Einfluss der meteorischen Verhältnisse auf die Entstehung von Kinderkrankheiten. J. f. Kinderkrankh. 27, 372 (1856). — Loew, W.: Über Schwankungen des Komplementgehaltes bei Meerschweinchen. Wien. klin. Wschr. **1922**, 12. — LÖWEN-FELD, L.: Über „Witterungsneurosen". Münch. med. Wschr. **1896**, 93. — LOMER G.: Witterungseinflüsse bei sieben Epileptischen. Arch. f. Psychiatr. **41**, 1009 (1906). Über Witterungseinflüsse bei 20 Epileptikern. Arch. f. Psychiatr. **42**, 1061 (1907). Zur Psychogenese epileptischer Erscheinungen. Psychiatr.-neur. Wschr. **15**, 81 (1913).

MAKAI, E.: Über Anaphylaxieerscheinungen nach Serieninjektionen artfremden Serums. Zugleich ein Beitrag zur Frage der Saisonkrankheiten Med. Mschr. **1922**, 257. — MARKUS: Schmidts Jb. **251**, 120. — MARTINI, E.: Berechnungen und Beobachtungen zur Epidemiologie und Bekämpfung der Maltria. Hamburg (Gente) 1921. Über Provokationsepidemien. Zbl. Bakter. **110**, Beiheft S. 245 (1929). Klima und Seuchen vom Standpunkt des Entomologen. 4. Internat. Kongress of Entomol. **2**, 463 (1929). — MAYER, R. L. und M. B. SULZBERGER: Zur Frage der jahreszeitlichen Schwankungen der Krankheiten. Der Einfluss der Kost auf experimentelle Sensibilisierungen. Arch. f. Dermat. **163**, 245 (1931). — MEMMESHEIMER: Der Frühjahrsgipfel des Ekzems und seine Erklärungsmöglichkeiten. Dermat. Z. **57**, 27 (1929). — MEYER, MAX: Der epileptische Krampfanfall und seine Beziehungen zu atmosphärischen Einflüssen. Nervenarzt **1**, 529 (1928). Bericht über die Tätigkeit des Krampfausschusses im Jahre 1929. Z. physik. Ther. **39**, 338 (1930). — MILLER, LUDWIG: Über das Auftreten von Schmerzen bei Witterungswechsel. Münch. med. Wschr. **1909**, 802. — MOESE, O.: Luftmassen und körperliches Wohlbefinden. Z. Bäderkde. 1928, H. 12 und Veröff. d. balneol. Ges. in Berlin, Berlin 1928. — MORO, E.: Über den Frühlingsgipfel der Tetanie. Münch. med. Wschr. **1919**, 1281. Über Erregbarkeit des vegetativen Nervensystems im Frühjahr und Ekzemtod. Münch. med. Wschr. **1920**, 657. Über die Tetanie als Saisonkrankheit und vom biologischen Frühjahr. Klin. Wschr. **1926**, 925. — MOOS, MARTHA: Über die ätiologische Bedeutung des Klimas bei Spasmophilie, Rachitis und Ekzem. Inaug.-Diss. Zürich 1929.

OCHSENIUS: Diphtheriemorbidität und Witterungsverhältnisse. Mschr. Kinderheilk. **26**, 266 (1923). — VAN OORDT: Die Beziehungen der Klimaforschung zur Heilkunde. Z. angew. Meteorol. **1924**, 17 u. 50. — OPPENHEIMER: Begünstigen Witterungseinflüsse den Ausbruch der Eklampsie? Arch. Gynäk. **122**, 158 (1924). — ORSZAG: Über den Einfluss der Jahreszeiten auf das Ergebnis der Sanatoriumsbehandlung. Brauers Beitr. Klin. Tbk. **38**, 145 (1918). — OSSOINIG, K.: Über Schwankungen der Tuberkulinempfindlichkeit. Mschr. Kinderheilk. **31**, 371 (1926).

PALM zitiert nach GYÖRGY. — PÉHU und DUFOURT: La tuberculose medicale de l'enfance. Paris 1927. — PELLER: Das pränatale Wachstum und die Neugeborenensterblichkeit bei Juden und Nichtjuden in ihrer Bedingtheit von Anlage und Umwelt. Arch. soz. Hyg. u. Demogr. **4**, H. 4 (1924). — PELLER und BASS: Die Rolle exogener Faktoren in der intrauterinen Entwicklung des Menschen mit besonderer Berücksichtigung der Kriegs- und Nachkriegsverhältnisse. Arch. Gynäk. **122**, 208 (1924). — PETERS, O. H.: Season and disease. Proc. roy. Soc. Med. Sect. epid. **1909**, 1—58. — PEYRER: Jahreszeitliche Schwankungen der Tuberkulinempfindlichkeit und mancher tuberkulöser Erkrankungen. Brauers Beitr. Klin. Tbk. **48**, 137 (1921). — v. PFAUNDLER: Ist die Rachitis eine Avitaminose? Wien. Klin. Wschr. **1930**, Nr 21. — v. PIRQUET: Die Todeskrankheiten in ihrer jahreszeitlichen Verteilung. Z. Kinderheilk. **44**, 414 (1927). — PORT, JULIUS: Bericht über das erste Dezennium der epidemiologischen Beobachtungen in der Garnison München. B. Beobachtungen über Witterungskrankheiten. Arch. f. Hyg. **1**, 99 (1883). — PULVERMACHER: Handb. d. inn. Sekretion 1928, 1506.

RAUDNITZ, R. W.: Prag. med. Wschr. **1900**, 1214. — REDLICH, E.: Zur Kenntnis der psychischen Störungen bei den verschiedenen Meningitisformen. Wien.

med. Wschr. 1908, 2258. — REICH: Über die Beziehungen zwischen der Epilepsie und den meteorologischen Faktoren. Allg. Z. Psychiatr. 60, 493 (1903). — RIETSCHEL, H.: Die Sommersterblichkeit der Säuglinge. Erg. inn. Med. 6, 369 (1910). — RILLIET und BARTHEZ: Handb. der Kinderkrankh. 2. Aufl. 2, 625, Leipzig 1855. — RIMPAU, W.: Über das Problem der Entstehung der Erkältungskrank-heiten. Münch. med. Wschr. 1931 II, 2065 u. 2102. — RIVERS, T. M. and L. A. ELDRIDGE: Relation of varizella to herpes zoster. J. exper. Med. 49, 899 (1929). — RONNEFELDT, F.: Die Luftkörper und die Möglichkeit, ihre physiologische Wirkung statistisch zu erfassen. Z. physik. Ther. 37, 220 (1929). — ROSENHAUPT, H.: Die Sommersterblichkeit der Säuglinge in Frankfurt a. M. im Jahre 1911. Z. Säuglgsfürs. 6, 247 (1912). — DE RUDDER: „Stenosenwetter". Klin. Wschr. 1928 II, 2094. Luftkörperwechsel und atmosphärische Unstetigkeitsschichten als Krank-heitsfaktoren. Erg. inn. Med. 36, 273 (1929). Atmosphäre und Krankheit. Ent-wurf einer allgemeinen Meteoropathologie. Klin. Wschr. 1929, 2265. Das Problem der Saisonkrankheiten. Strahlenther. 39, 223 (1931). — RUHEMANN: Ist Erkältung eine Krankheitsursache und inwiefern? Leipzig 1898. Beziehungen des Sonnen-scheins zu der Saisonepidemie des Winters 1904/05. Z. physik. u. diät. Ther. 9, 476 (1906). — RUSZNYAK, ST.: Krankheiten und Jahreszeiten. Wien. Arch. inn. Med. 3, 379 (1922).

SALECK, WALTER: Zur Frage der Menschenubiquität des Diphtheriebazillus. Arch. f. Hyg. 98, 32 (1927). — SALLANT und RIEGER: U. S. Dep. of agricult. Bureau of chem. Bull, Nr 148. Washington 1912. — SCHADE: Untersuchungen in der Erkältungsfrage. Münch. med. Wschr. 1919, 1021. — SCHLESINGER: Be-ziehungen und Vergleiche zwischen dem Erythema nodosum und Erythema exsudativum multiforme im Kindesalter. Arch. Kinderheilk. 40, 256 (1904). — SCHLICHTING: Über Abhängigkeit von Eklampsie und Witterung in Berlin. Inaug.-Diss. Berlin 1909. — SCHLIEPHAKE, E: Therapeutische Versuche im elek-trischen Kurzwellenfeld. Klin. Wschr. 1930 II, 2333. — SCHMID, HANS, J.: Wetter-fühlen. Die Umschau 34, H. 14 (1930). Das Problem des Wetterfühlens. Schweiz. med. Wschr. 1930, 196. — SCHMID-MONNARD: Einfluss der Jahreszeit und der Schule auf das Wachstum. Jb. Kinderheilk. 40, 84 (1895). — SCHMIDT, HANS: Über den Einfluss der Witterung auf die Häufigkeit von Apoplexien. Wien. klin. Wschr. 1904, Nr 50. — SCHÖNBERG, S.: Sogenannter spontaner plötzlicher Tod. Schweiz. med. Wschr. 1922, 328. Diskussion HELLY, ebendort. — SCHORER, G.: Über den Elektrizitätsgehalt der Luft und dessen Einfluss auf wetterempfindliche Menschen. Schweiz. med. Wschr. 1928, 431. Über die Einwirkungen der Luft-elektrizität auf gesunde und kranke Menschen und über Versuche künstlicher Ionisation der Luft. Schweiz. med. Wschr. 1931, 417. — SCHRÖDER, G.: Die Lungenblutung. Klin. Wschr. 1924, 1366 u. 1408. — SCHULTHESS: Statistischer Beitrag zur Kenntnis des Erythema nodosum. Korresp.bl. Schweiz. Ärzte 25, Nr. 3 (1895). — SECKER, GUSTAV: Zur Frage der Meningitis tuberculosa. Brauers Beitr. Klin. Tbk. 50, 408 (1922). — SEIBERT, A.: Witterung und croupöse Pneu-monie. Berl. klin. Wschr. 1884, 273 u. 292. Witterung und fibrinöse Pneumonie. Berl. klin. Wschr. 1886, 269. — SEIDELL und FENGER. J. of biol. Chem. 10, 517 (1913). — SEIFERT, E.: Über Appendicitis und Witterung. Münch. med. Wschr. 1921, 1553. — SELIGMANN, E.: Die Diphtherie in Berlin. Z. Hyg. 92, 171 (1921). — SELTMANN, LOTHAR: Ist die Häufigkeit der Serumexantheme von der Jahreszeit abhängig? Jb. Kinderheilk. 129, 204 (1930). — SENFFT, A.: Beitrag zur epi-demischen Pneumonie. Berl. Klin. Wschr. 1883, 580. — SHIMAZONO: Beri-Beri in STEPP-GYÖRGY, Avitaminosen, Berlin 1927. — SMILEY, D. F.: Seasonal factors in the incidence of the acute respiratory infections. Amer. J. Hyg. 6, 621 (1926). — STAEHELIN, R.: Über den Einfluss der täglichen Luftdruckschwankungen auf den Blutdruck. Med. Klin. 1913, 862. — STALLYBRASS, C. O.: Season and disease. Proc.

roy. Soc. Med. Sect. Epidem. **21**, 57 (1928). — STELLING, EMMA: Untersuchungen über Meningitis tuberculosa. Arch. Kinderheilk. **70**, 196 (1920). — STEPP, W. und P. GYÖRGY: Avitaminosen und verwandte Krankheitszustände. Berlin: Julius Springer 1927. — STICKER, G.: Erkältungskrankheiten und Kälteschäden. Encyklop. d. Klin. Med. Berlin 1915. — STORM VAN LEEUWEN, Z. BIEN und H. VAREKAMP: Über die Bedeutung von Klimaallergenen (Miasmen) für die Ätiologie allergischer Krankheiten. Z. Immun.forschg **43**, 490 (1925). — STRAUB, H., K. L. GOLLWITZER-MEIER, SCHLAGINTWEIT: Die Kohlensäurebindungskurve des Blutes und ihre Jahreszeitenschwankungen. Z. exper. Med. **32**, 229 (1923). — STRUPPLER, VICTOR: Gibt es Einflüsse der Witterung auf den Eintritt des Todes? Virchows Arch. 1931 (im Druck). — SZARVAS und ILONA PALYI: Infolge von meteorologischen Einflüssen sich häufende Haemoptysen. Orv. Hetil. (ung.) **71**, H. 1.

TISDALL, F. A. BROWN, und E. KELLY: The age, sex and seasonal incidence of certain diseases of children. Amer. J. Dis. Childr. **39**, 163 (1930). — TOPERCZER s. bei CONRAD und HAUSMANN. — TRABERT, W.: Innsbrucker Föhnstudien. III. Der physiologische Einfluss von Föhn und föhnlosem Wetter. Denkschr. d. Wien. Akad. der Wissensch. mathem.-naturwiss. Kl. **81** (1907).

UFFENORDE, W. und A. GIESE: Angina und Wetter. Z. Laryng. usw. **20**, 241 (1931). — UNVERRICHT: Der Einfluss meteorologischer Faktoren auf das Zustandekommen von Lungenblutungen. Z. Tbk. **27**, 362 (1917).

WAGNER zitiert nach GYÖRGY. — WALDER, ARTHUR: Über Lungenbluten bei Tuberkulose. Med. Klin. **1925**, 493. — v. WANGENHEIM: Zur Pathogenese der Meningitis tuberculosa im Kindesalter. Brauers Beitr. Klin. Tbk. **70**, 670 (1928). — WARNKE: Z. angw. Meteorol. **46**, 153 (1929). — WEICHARDT: Über Proteinkörpertherapie. Münch. med. Wschr. **1918**, 581. — WESTPHAL, U.: 10 Jahre Eklampsie. Z. Geburtsh. **89**, 626 (1926). — WETTSTEIN, A.: Das Wetter und die chirurgischen Hautinfektionen. Beitr. klin. Chir. **49**. — WIECHMANN, E. und H. PAAL: Über jahreszeitliche Schwankungen des Asthma bronchiale. Münch. med. Wschr. **1926**, 1827. — WOLTER, FR.: Der Wandel in den Erscheinungsformen des epidemischen Erkrankens in seiner Abhängigkeit von Boden und Klima. Hippokrates **1**, 181 (1928). Überschwemmung und Seuchengefahr vom epidemiologischen Standpunkt betrachtet. Klin. Wschr. **1929**, 1774. Nebelkatastrophe im Maastal. Klin. Wschr. **1931**, 785. — WORRINGER, PIERRE: L'influence du soleil sur les maladies infectieuses. Ann. de l'Instit. Actinol. Paris **2**, H. 1.

ZWECKER, A.: Über die Abhängigkeit des Erythema exsudativum multiforme von atmosphärischen Einflüssen. Arch. f. Dermat. **163**, 366 (1931).

Sachverzeichnis.

Wärme- und Wasserhaushalt. Umweltfaktoren. Schlaf. Altern und Sterben. Konstitution und Vererbung.

(„Handbuch der normalen und pathologischen Physiologie", 17. Band.) Mit 179 Abbildungen. XI, 1204 Seiten. 1926.

RM 84.—; gebunden RM 90.60

Die Wärmeregulation. — Physiologie der Wärmeregulation. Von Privatdozent Dr. R. Isenschmid-Bern. — Pathologie und Pharmakologie der Wärmeregulation. Von Professor Dr. H. Freund-Münster i. W. — Der Winterschlaf. Von Professor Dr. L. Adler†-Frankfurt a. M. — Der Wasserhaushalt. — Allgemeines und Vergleichendes des Wasserhaushaltes. Von Professor Dr. J. K. Parnas-Lwów. — Physiologie des Wasserhaushaltes. Von Professor Dr. R. Siebeck-Bonn. — Pathologie und Pharmakologie des Wasserhaushaltes einschließlich Oedem und Entzündung. Von Professor Dr. W. Nonnenbruch-Frankfurt a. d. O. — Die physiologischen Wirkungen physikalischer Umweltsfaktoren. Die physiologischen Wirkungen des Lichtes. Von Professor Dr. A. Jodlbauer-München. — Physiologie der Röntgen- und Radiumstrahlen. Von Professor Dr. W. Caspari-Frankfurt a. M. — Wärme. Von Professor Dr. H. Schade-Kiel. — Physiologische Wirkung von Bädern unter normalen und pathologischen Bedingungen. Von Professor Dr. J. Strasburger-Frankfurt a. M. — Die physikalischen Faktoren des Klimas. Von Professor Dr. F. Linke-Frankfurt a. M.: Allgemeines. Sonnenstrahlung. Luftdruck und Luftdichte. Der Wind. Temperatur. Luftfeuchtigkeit und Niederschläge. Klimaeigentümlichkeiten. Klimagliederungen. — Die physiologischen Wirkungen des Klimas. Von Professor Dr. O. Kestner-Hamburg: Allgemeine Klimawirkungen: Temperatur. Feuchtigkeit. Wind. Fallwinde. Barometerdruck. Partialdruck des Sauerstoffes. Licht. Ultraviolettstrahlung. Unbekannte Einflüsse. Ionisation der Luft. Durchdringende Strahlung. Das Höhenklima. Das Seeklima. Das Tropenklima. Von Professor Dr. O. Kestner-Hamburg und Dr. H. W. Knipping-Hamburg. — Andere Klimate. Von Professor Dr. O. Kestner-Hamburg. — Der Schlaf und schlafähnliche Zustände. Von Professor Dr. U. Ebbecke-Bonn, Professor Dr. C. von Economo-Wien, Geheimrat Professor Dr. H. H. Meyer-Wien und Professor Dr. E. P. Pick-Wien, Geheimrat Professor Dr. A. Hoche-Freiburg i. Br., Professor Dr. R. W. Hoffmann-Göttingen, Dr. R. Stoppel-Hamburg, Professor Dr. J. H. Schultz-Berlin. — Altern und Sterben. Von Geheimrat Professor Dr. E. Korschelt-Marburg a. d. L., Dr. S. Hirsch-Frankfurt a. M. — Konstitution und Vererbung. Von Professor Dr. F. Lenz-München, Professor Dr. C. Herbst-Heidelberg, Privatdozent Dr. J. Bauer-Wien, Privatdozent Dr. H. Hoffmann-Tübingen. Sachverzeichnis.

Wetter und Klima, ihr Einfluß auf den gesunden und auf den kranken Menschen. Von Professor Dr. Richard Geigel. IV, 419 Seiten. 1924.

RM 7.80; gebunden RM 9.60

Das Strahlungsklima von Arosa. Von Dr. F. W. Paul Götz,

Lichtklimatisches Observatorium, Arosa. Mit 31 Abbildungen und 69 Tabellen. VII, 110 Seiten. 1926.

RM 8.70

Die Heliotherapie der Tuberkulose mit besonderer Berücksichtigung ihrer chirurgischen Formen. Von Dr. A. Rollier, Leysin.

Zweite, vermehrte und verbesserte Auflage. Mit 273 Abbildungen. VI, 248 Seiten. 1924.

RM 15.—

Besonnung und Belüftung Gesunder, Gelenk- und Lungentuberkulöser. Von Professor Dr. med. Eugen Kisch,

Ärztlichem Leiter der „Heilanstalten für äußere Tuberkulose" in Hohenlychen und des „Ambulatoriums für knochen- und gelenkkranke Kinder" in Berlin. Mit 6 Abbildungen. IV, 16 Seiten. 1926.

RM 1.80

Handbuch der Lichttherapie. Unter Mitarbeit von O. Bernhard-St. Moritz, O. Chievitz-Kopenhagen, F. M. Exner-Wien, F. Hauer-Wien, W. Hausmann-Wien, K. Huldschinsky-Berlin, E. Lang-Erlangen. A. Laqueur-Berlin, G. Politzer-Wien, L. Schönbauer-Wien, J. Sorgo-Wien, O. Strandberg-Kopenhagen, J. Urbanek-Wien, R. Volk-Wien, C. H. Würtzen-Kopenhagen. Herausgegeben von **W. Hausmann** und **R. Volk.** Mit 106 Abbildungen und 36 Tabellen im Text. IV, 444 Seiten. 1927. RM 36.—; gebunden RM 38.— Allgemeiner Teil. Die historische Entwicklung der Lichttherapie. Von Dr. O. Bernhard-St. Moritz. — Physik der Sonnen- und Himmelstrahlung. Von Hofrat Professor Dr. F. M. Exner-Wien. — Die künstlichen Lichtquellen. Methoden der Lichtmessung im Ultraviolett. Von Professor Dr. F. Hauer-Wien. — Die allgemeinen Grundlagen der Lichttherapie. Von Hofrat Professor Dr. W. Hausmann-Wien. — Die morphologischen lichtbewirkten Veränderungen normaler und erkrankter Gewebe. Von Dr. G. Politzer-Wien. — Allgemeines über Lichttherapie und über die Anwendung lichttherapeutischer Apparate. Von Chefarzt Dr. O. Strandberg-Kopenhagen (Finsen-Institut). — Spezieller Teil. Die Heliotherapie chirurgischer Erkrankungen. Von Dr. O. Bernhard-St. Moritz. — Die Behandlung chirurgischer Erkrankungen mit künstlichen Lichtquellen. Von Chefarzt Dr. O. Chievitz-Kopenhagen (Finsen-Institut). — Lichttherapie in der Kinderheilkunde und prophylaktische Lichtbehandlung. Von Dr. K. Huldschinsky-Berlin. — Die Lichttherapie in der Gynäkologie. Von Dr. E. Lang-Erlangen. — Lichttherapie innerer Erkrankungen. Von dirig. Arzt Dr. A. Laqueur-Berlin. — Die Lichtbehandlung der Lungentuberkulose. Von Professor Dr. J. Sorgo-Wien. — Die künstliche Höhensonne als therapeutischer Behelf in der Chirurgie. Von Privatdozent Dr. L. Schönbauer-Wien. — Die Anwendung des Lichtes in der Laryngologie, Rhinologie und Otologie. Von Chefarzt Dr. O. Strandberg-Kopenhagen. — Lichttherapie des Auges. Von Dr. J. Urbanek-Wien. — Lichttherapie der Haut- und Geschlechtskrankheiten. Von Professor Dr. R. Volk-Wien. — Die Behandlung der Pocken durch Lichtentzug. Von Chefarzt Dr. C. H. Würtzen-Kopenhagen (Oresund-Krankenhaus). Sachverzeichnis.

Allergische Krankheiten. Asthma bronchiale, Heufieber, Urticaria und andere. Von Professor Dr. **W. Storm van Leeuwen,** Direktor des Pharmako-therapeutischen Instituts der Reichsuniversität in Leiden (Holland). Übersetzt von Professor Dr. Friedrich Verzár. Zweite, umgearbeitete Auflage. Mit 13 Abbildungen. IX, 146 Seiten. 1928.   RM 9.60

Allergische Diathese und allergische Erkrankungen. (Idiosynkrasien, Asthma, Heufieber, Nesselsucht u. a.) Von Dr. **Hugo Kämmerer,** Professor der Universität München, Leiter des Ambulatoriums der 2. Medizinischen Klinik. VIII, 210 Seiten. 1926.   RM 13.50; gebunden RM 16.20

Erkältungskrankheiten und Kälteschäden, ihre Verhütung und Heilung. Von Professor Dr. **Georg Sticker,** Münster i. W. (Aus: „Enzyklopädie der klinischen Medizin", Spezieller Teil.) Mit 10 Textabbildungen. X, 446 Seiten. 1915.   RM 12.60

Technischer Wegweiser für die Kinderpflege. Zum Gebrauch in Anstalten und in der Privatpflege. Von Privatdozent Dr. **B. de Rudder,** Oberarzt der Universitäts-Kinderklinik und -Poliklinik München. VI, 68 Seiten. 1926.   RM 1.50
Von 20 Exemplaren an je RM 1.20